中西医结合神经疾病诊断与治疗

主编 姜远飞 吴延平 王同发

四川科学技术出版社

图书在版编目（CIP）数据

中西医结合神经疾病诊断与治疗/姜远飞,吴延平,
王同发主编. —成都:四川科学技术出版社,2022.12
ISBN 978 - 7 - 5727 - 0809 - 1

Ⅰ.①中⋯ Ⅱ.①姜⋯②吴⋯③王⋯ Ⅲ.①神经系
统疾病—中西医结合—诊疗 Ⅳ.①R741

中国版本图书馆 CIP 数据核字（2022）第 241702 号

中西医结合神经疾病诊断与治疗
ZHONGXIYI JIEHE SHENJING JIBING ZHENDUAN YU ZHILIAO

主　　编　姜远飞　吴延平　王同发

出 品 人　程佳月
责任编辑　吴晓琳
封面设计　刘　蕊
责任出版　欧晓春
出版发行　四川科学技术出版社
　　　　　成都市锦江区三色路 238 号　邮政编码 610023
　　　　　官方微博:http://weibo.com/sckjcbs
　　　　　官方微信公众号:sckjcbs
　　　　　传真: 028 - 86361756
成品尺寸　210mm×145mm
印　　张　8
字　　数　200 千
印　　刷　成都博众印务有限公司
版　　次　2022 年 12 月第 1 版
印　　次　2022 年 12 月第 1 次印刷
定　　价　48.00 元

ISBN 978 - 7 - 5727 - 0809 - 1

邮　　购:成都市锦江区三色路 238 号新华之星 A 座 25 层　邮政编码:610023
电　　话:028 - 86361770

主编简介

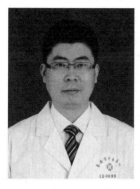

姜远飞，男，汉族，1980 年 9 月出生，山东莱芜人，副主任医师，医学硕士。2003 年毕业于济宁医学院临床医学系，2018 年获得山东中医药大学中西医结合临床专业硕士学位。现为泰安市中医医院脑病科副主任、山东省卒中学会中医分会常委、中国卒中学会神经介入分会会员、山东省中西医学会神经内科分会会员、泰安市中医药学会脑病专业委员会委员。从事神经内科专业近 20 年，尤其擅长缺血性脑血管病的介入治疗，目前开展脑血管病的介入手术 2 000 余例。在国家级及省级期刊发表论文 9 篇，参与科研 4 项，多次获奖。

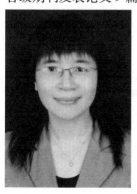

吴延平，女，汉族，1973 年 11 月出生，山东泰安人，副主任护师，1993 年毕业于山东省中医药学校中医护理专业，2005 年泰山医学院本科毕业。现任泰安市中医医院脑病科护士长。现为山东中西医结合学会第一届护理专业委员会委员。从事内科护理专业近 30 年，尤其擅长脑血管病的护理，在国家级及省级期刊发表论文 3 篇，参与科研 3 项，多次获奖。

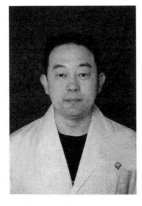

　　王同发，男，汉族，1977年11月出生，黑龙江尚志人，主治医师，医学学士。2003年毕业于佳木斯大学临床医学系。现为泰安市中医医院重症医学科主治医师、山东省中西医结合学会急救学会委员、中国医师协会山东消化介入学会委员。从事消化科、重症医学科专业近20年，尤其擅长消化重症、神经重症、呼吸重症、各种休克、重症感染、严重创伤的诊治，目前开展消化内镜和呼吸内镜检查和治疗2 000余例。在国家级及省级期刊发表论文2篇。

本书编委会

主　编　姜远飞　泰安市中医医院

吴延平　泰安市中医医院

王同发　泰安市中医医院

副主编　（排名不分先后）

王荣华　泰安市中医医院

吴慧慧　泰安市中医医院

黄　硕　泰安市中医医院

张丽丽　泰安市中医医院

王秀春　泰安市中医医院

张　烁　泰安市中医医院

翟　兵　泰安市中医医院

张　莉　泰安市中医医院

前　言

中国医药学是一个伟大的宝库，为中华民族的繁荣昌盛，人民群众的身体健康作出了贡献。近年来，中西医结合事业蓬勃发展，医疗经验、科研成果层出不穷。为了不断总结临床经验，继承和发扬中西医学术成就，我们组织了部分中西医界同仁，在广泛参阅国内中医的文献基础上，结合自身工作经验，精心编写成《中西医结合神经疾病诊断与治疗》一书。

本书以突出中西医学的特色和优势为主，借鉴现代医学的研究成果，系统地把神经疾病的病因、临床表现、诊断、治疗分类编辑成十章，补充了民间部分偏方、验方，覆盖了中西医学治疗措施的各个方面。为方便临床查阅，疾病名称按照现代医学的分类方式编排，更加贴进临床，以便给广大临床工作者锤炼基础知识，改进知识结构，了解中西医动向，更新中西医观念提供有益的帮助。

该书简明扼要、结构严谨、内容实用，既有前人的研究成果和经验，又有作者自己的学术创见，适合临床各科医务工作者、医学院校师生阅读。

由于编写时间紧迫，编者水平所限，书中难免有不足之处，我们将在今后的临床实践中不断总结经验，也祈望读者提出宝贵意见，以便进一步修改提高。

编　者

2022 年 6 月

目　录

第一章 症状学

第一节　头　痛

　　头痛是临床上最常见的症状之一，急性头痛主要是指突然发生的各种剧烈头痛，包括了《灵枢·厥病》与《中藏经》分别所称的"头痛甚，脑尽痛，手足寒至节"的"真头痛"与"脉缓而大"的"脑痛"。这两种头痛又被称为"死"与"不治"。由此可见，这类头痛的病势比较危重，但它又属于疾病的一种突出症状，所以在出现这一症状的同时，又必然兼见不同原发疾病的不同临床表现。现代医学中伴随颅内感染性、血管性疾病，以及颅脑外伤、癫痫、三叉神经痛和某些全身性疾病所导致的急性头痛，皆可参照本节所论诊治。

【病因】

　　现代医学认为，临床上引起头痛的疾病很多，常见的有如下几种：

　　1. 颅内疾病

　　①颅内感染性疾病：如各种脑膜炎、脑炎、脑脓肿等。②颅内占位性病变：如脑肿瘤等。③脑血管疾病：如脑出血、脑梗死、蛛网膜下腔出血等。

　　2. 颅外结构的疾病

　　如青光眼，屈光不正，眼、耳、鼻、颅和颈（包括肌肉、韧带、颈神经根部）的炎症。

　　3. 全身性疾病

　　如高血压病、心功能不全、高热、酒精中毒、一氧化碳中毒、有机磷农药中毒、贫血、尿毒症、中暑、内分泌障碍等均可致头痛。

4. 颅脑外伤性头痛

头痛常为受伤部。

中医认为，起居不慎，坐卧当风，感受风邪，或夹寒、湿、热等外邪，外邪内袭经络，上犯巅顶，使气血凝滞，脉道受阻，而致头痛。或因肝、脾、肾三脏功能失调，如肝郁火化，上扰清窍，或精血不足，不能上荣于脑髓脉络，或脾虚湿盛，上扰清窍，阻郁清阳等均可致头痛。

【临床表现】

患者自觉头部包括前额、额颞、顶枕等部位疼痛，为本病的证候特征。按部位，中医认为头痛有在太阳、阳明、少阳，或在太阴、厥阴、少阴，或痛及全头的不同，但以偏头痛者居多。按头痛的性质，有掣痛、跳痛、灼痛、胀痛、重痛、头痛如裂或空痛、隐痛、昏痛等。按头痛发病方式，有突然发作，有缓慢发病。疼痛时间有持续疼痛，痛无休止，有痛势绵绵，时作时止。根据病因不同，还有相应的伴发症状。

【诊断要点】

1. 诊断时应注意头痛病程、规律、部位和缓解情况。有无感冒或传染病接触史、高血压病史、慢性肾炎史、心脏瓣膜病史以及脑外伤史等。有无视力改变、耳道流脓、鼻塞、牙痛和失眠等病史。

2. 检查时应注意血压、体温、头面部及心、肺、腹部及颈部淋巴结等检查。神经系统应做全面检查，包括姿势、步态、精神和意识状态、颅神经、运动系统、神经反射检查。必要时进行自主神经及感觉检查。

3. 应根据患者的具体情况及客观条件，选择必要的辅助检查。如内科的三大常规、血沉、血糖、尿素氮、肝功能、血气分析、心电图、内分泌功能、脑脊液等；怀疑为颅脑疾病者，应行脑电图、脑 CT、脑血流图、颅脑 X 线或磁共振等检查。

【治疗】

（一）中医治疗

1. 辨证论治

（1）风寒头痛：症见头痛时作，痛连项背，恶风畏寒，遇风尤剧，口不渴。苔薄白，脉浮。治宜辛温解表，疏风散寒。方药：桂枝加葛根汤加减。葛根 15～20 g，桂枝、芍药、生姜、羌活、防风各 10 g，甘草 6 g，川芎 12 g。

（2）风热头痛：症见头痛且胀，甚则头痛如裂，发热或恶风，面红目赤，口渴欲饮，便秘溲黄。舌质红，苔黄，脉浮数。治宜疏风清热。方药：白虎汤加减。石膏 20～30 g，知母、玄参、川芎各 12 g，生地 12～20 g，羌活、藁本、白芷各 10 g。

（3）血虚头痛：症见头晕头痛，神疲乏力，心悸气短，面白唇淡。舌淡苔白，脉细弱。治宜益气养血。方药：归脾汤合补中益气汤加减。党参、当归、龙眼肉、熟地各 12 g，黄芪 15～20 g，鸡血藤 15 g，白术、甘草、大枣、升麻各 10 g。

（4）瘀血头痛：症见瘀血阻滞经络，或外伤引起头痛，痛处固定，疼痛较重。舌质暗有瘀点或瘀斑，脉弦或涩。治宜活血通络止痛。方药：通窍活血汤加减。川芎、赤芍、菊花、白薇各 12 g，红花、桃仁各 10 g，鸡血藤 15 g，络石藤 15～20 g，全蝎 3～6 g，蜈蚣 1 条。

（5）肝阳头痛：症见头痛目眩，尤以头之两侧为重，每易心烦发怒，面赤口苦，睡眠不宁，或胁痛。脉弦有力。治宜平肝降逆。方药：天麻钩藤饮加减。天麻 10 g，钩藤 12～15 g，黄芩、牛膝、菊花各 12 g，草决明 12～20 g，葛根 15 g，夜交藤、生石决明各 20 g，磁石 20~30 g。

2. 中成药

（1）元胡止痛片：延胡索、白芷组成。具有理气活血，散风止痛之功。每次 4~6 片，每日 3 次。

（2）川芎茶调丸：每次服 6 g，每日 3 次，温水吞服。用于受寒、不耐风寒引起的头痛。

（3）正天丸：每次 1 袋，每日 2~3 次。15 天一疗程。用于瘀血头痛。

（4）乌梅丸：每次 2 丸，每日 2~3 次。具有温脏安蛔的功效。用于头晕、头痛。

3. 单方、验方

（1）川芎、荆芥各 120 g，细辛 30 g，白芷、羌活、甘草各 60 g，防风 45 g，薄荷 240 g。上药研为细末，每服 6~9 g，饭后茶水送服，或水煎 1 次服。治风寒头痛，一般服后可起效。

（2）荆芥穗、炒甘草、川芎、羌活、炒僵蚕、防风、茯苓、蝉蜕、藿香各 60 g，党参 90 g，姜厚朴、陈皮各 15 g。上药共为细末，每服 6 g，茶水调下。另需用下方透顶散搐鼻（细辛 2 茎，瓜蒂 7 个，丁香 3 粒，冰片 0.5 g，麝香 0.5 g，糯米 7 粒。先将细辛、瓜蒂、丁香、糯米研为细末，再加入冰片、麝香末调匀。每次用药粉如黄豆粒般大，塞入双鼻孔中）。可治奇难之头痛。

（3）全蝎 9 g。水煎分 3 次服，每日 1 剂，连服 10 天。适用于各型头痛。

（4）生姜 5 片，葱白 3 条，红糖适量。洗净葱姜，放锅内，清水适量，武火煎煮，煮沸 10 分钟，加入红糖，取汁趁热饮用，饭后忌吹风受凉。每日 1~2 次，连服 2~3 天。适用于风寒头痛。

（5）菊花 20 g，白糖适量。将菊花放入壶内，开水冲泡，加入白糖，代茶饮。适用于风热头痛。

4. 针灸治疗

（1）风袭经络。主穴：风池、头维、通天、合谷、三阳络。手法：毫针刺，用泻法。

（2）肝阳上亢。主穴：太冲、太溪、悬颅、侠溪。手法：毫针刺，用泻法。

（3）气血不足。主穴：百会、气海、肝俞、脾俞、肾俞、合谷、足三里。手法：毫针刺，用补法、并灸。

（4）瘀血停滞。主穴：头顶痛取百会、通天、太冲。配穴：前头痛取上星、头维、合谷；侧头痛取太阳、率谷、侠溪；后头痛取后顶、天柱、昆仑。手法：毫针刺，用泻法或点刺放血。

（二）西医治疗

1. 病因治疗

针对病因进行治疗，如颅内感染应用抗生素；颅内占位性病变可行手术治疗；高血压、五官疾病、精神因素等所致者，均应进行相应的处理。

2. 对症治疗

（1）镇痛剂：用于严重头痛时，多为临时或短期用，可用于各型头痛。可选用阿司匹林 0.2～0.5 g，或复方阿司匹林 0.5～1.0 g，吲哚美辛（消炎痛）25 mg，均每日 3 次，口服。若痛剧未止，或伴烦躁者，选用四氢帕马丁（延胡索乙素）100～200 mg，每日 3 次，口服；或 60～100 mg 皮下或肌内注射。或颅痛定 30～60 mg，每日 3 次，口服；或 60 mg 皮下或肌内注射。或可待因 15～30 mg，或哌替啶（杜冷丁）50 mg，皮下或肌内注射。

（2）镇静、抗癫痫药：通过镇静而减轻疼痛。可用地西泮（安定）2.5～5 mg，口服；或 5～10 mg，肌内注射。氯氮䓬（利眠宁）5～10 mg，每日 3 次，口服。抗癫痫药多用于控制头痛发作。可选用苯妥英钠 50～100 mg，每日 3 次，口服。

（3）控制或减轻血管扩张的药物：主要用于血管性头痛。①麦角胺：麦咖片 1～2 片口服，0.5 小时后无效可加用 1 片。严重头痛者用酒石酸麦角胺 0.25～0.5 mg 皮下注射，孕妇及心血管、肝肾疾患者等忌用。②5－羟色胺拮抗剂：二甲麦角新碱每日 2～12 mg；苯噻啶 0.5～1 mg，每日 3 次；赛庚啶 2～4 mg，每日 3 次。③单胺氧化酶：苯乙肼 15～25 mg 或阿米替林 10～35 mg，每日 3 次。④β 受体阻滞剂：普萘洛尔 10～30 mg，每日 3 次；吲哚洛尔（心得静）每日 2.5 mg。哮喘、心衰、房室传导阻滞者禁用。⑤可乐定 0.035～0.075 mg，每日 3 次。

（4）脱水剂：颅内高压（脑水肿）时，用 20% 甘露醇或 25% 山梨醇 250 ml，快速静脉滴注，4～6 小时重复 1 次，间歇期静脉注射 50% 葡萄糖注射液 60 ml。必要时加地塞米松 10～20 mg，与 10% 葡萄糖液 500 ml 静脉滴注，每日 1 次。

第二节 眩 晕

眩晕是目眩与头晕的总称。目眩即眼花或眼前发黑，视物模糊；头晕即感觉自身或外界景物旋转，站立不稳。二者常同时并见，统称为眩晕，为临床常见病证。

【病因】

现代医学认为，本病可见于多种疾病，如梅尼埃病、迷路炎、内耳药物中毒、前庭神经元炎、脑动脉粥样硬化、高血压、椎基底动脉供血不足、阵发性心动过速、贫血、中毒性眩晕、头部外伤后眩晕、屈光不正、神经症等。临床分为耳源性眩晕、眼源性眩晕、神经源性眩晕、全身疾病性眩晕四大类。

中医学认为，本病可由肝阴不足，风阳上扰；气血亏损，脑失濡养；肾精亏虚，髓海不足或痰浊中阻，清阳不升，浊阴不降而致病。

【临床表现】

眩晕可索及原发疾病，多为反复发作，则每次又多与情绪激动、劳累过度、气候变化、体位改变等因素密切相关，多兼有呕恶、耳鸣、头痛等表现，多属或实或虚之证。眩为视物模糊，晕为自感周围景物或自身旋转不定而站立不稳，而眩晕为两者并见之表现。

【诊断要点】

1. 着重询问发作时的情况，发作与头部及运动的关系，起病的急缓、程度轻重、持久或短暂，过去有无耳溢脓、颅脑外伤、高血压、动脉硬化、应用特殊药物等。

2. 轻者眩晕转眼即消失，重者眼前物体旋转不定，以致不能站立，伴有恶心、呕吐、出冷汗、手抖、面白等症状。

3. 耳源性眩晕可发现耳溢脓或听力下降；眼源性眩晕，可有视力障碍或眼肌麻痹；心源性眩晕面色常显青紫；肺源性眩晕多伴有呼吸困难；贫血引起的眩晕，肤色苍白；发热所致的眩晕，则面色潮红；中枢性眩晕，常可发现相应的神经系统损害；眩晕伴有眼底水肿，可考虑颅后窝占位性病变；颈性眩晕，于转颈时常诱发等。

4. 可酌情选用心电图、脑电图、X 线、CT 等检查，有助于原发疾病的诊断。

【治疗】

(一) 中医治疗

1. 辨证论治

(1) 肝阳上亢：症见眩晕，耳鸣，头胀痛，易怒，失眠多梦，口苦。舌质红苔黄，脉弦。阴虚阳亢者，常伴有腰酸腰痛、乏力遗精等肾虚症状，舌红、脉弦细。肝阳亢盛，偏实证者，脉弦有力，体壮。阴虚阳亢治宜滋阴平肝。方药：杞菊地黄丸加减。菊花、枸杞、生地、丹皮、泽泻、杜仲、女贞子各 10 ~ 12 g，茯苓 10 ~ 15 g，山萸、旱莲草各 10 g。肝阳亢盛，偏实证者治宜平肝清热。方药：清肝汤加减。白薇、菊花、黄芩各 10 ~ 12 g，葛根、草决明各 10 ~ 15 g，钩藤 12 ~ 20 g，生龙骨、生牡蛎 20 ~ 30 g，磁石 30 g。

(2) 肾精不足：症见眩晕耳鸣，记忆力减退，精神萎靡，腰膝酸软。偏于阴虚者，兼五心烦热，梦遗滑精，舌质红，脉弦细；偏于阳虚者，兼肢冷便溏，阳痿早泄，舌质淡，脉沉细。治宜偏阴虚者滋阴补肾，偏阳虚者温补肾阳。方药：滋阴补肾宜杞菊地黄丸，温补肾阳宜桂附地黄丸。

(3) 痰浊中阻：症见眩晕耳鸣，头重如蒙，甚则视物旋转欲倒，兼倦怠纳呆，呕吐痰涎。舌苔白腻，脉弦滑。治宜健脾祛痰。方药：温胆汤加减。陈皮、半夏、甘草、枳实、苍术、白术、川芎、泽泻各 10 g，茯苓 12 ~ 15 g。

(4) 气血亏虚：症见眩晕，动则加剧，劳累即发，神疲懒言，气短声低，面色少华，或萎黄，或面有垢色，心悸失眠，纳差体倦或妇女崩漏带下。舌淡苔白，脉沉细弱。治宜补养气血，健运脾胃。方药：归脾汤加减。当归、远志、党参、白术、黄芪、炙甘草各 10 g，茯神 12 g（或朱茯苓 12 g），桂圆肉 15 g，木香 6 g，生姜 3 片，大枣 5 枚。

2. 中成药

（1）天麻定眩片：每次6片，每日3次。用治肝阳上扰引起的眩晕、头痛等。

（2）天麻首乌片：每次6片，每日3次。用治肝肾阴虚，肝阳上亢引起的眩晕、头痛、耳鸣等。

（3）归肾丸：每次1丸，每日3次。用治肝肾阳虚所致眩晕、神疲乏力等。

（4）六味地黄丸：每次6~9g，每日2次。用治肝肾阴亏、虚火上炎所致的眩晕、耳鸣、口渴等。

（5）灵芝片：每次1片，每日3次。用治气血两虚所致的眩晕等。

（6）十全大补丸：每次1丸，每日3次。用治气血两虚所致的眩晕等。

3. 单方、验方

（1）川芎12g，菊花20g，地龙10g，川牛膝15g，夏枯草、地骨皮、玉米须各30g。每日1剂，水煎2次，分服。用于肝阳上亢所致的眩晕头痛，耳鸣，脉弦实等症。

（2）仙鹤草60g，水煎代茶。用于体乏不耐劳作者。

（3）赤芍、钩藤各12g，川芎10g，刘寄奴、葛根各15g，桃仁9g。每日1剂，分2次煎服。用于头受伤后痰瘀阻塞头窍者。

（4）珍珠母、代赭石各30g，稽豆衣、菊花、白芍、姜竹茹、佛手、茯苓、青陈皮、白蒺藜、旋覆花（包）各9g，生姜3片。水煎服。用于耳源性眩晕。

（5）白木耳15g（先浸泡1夜），瘦猪肉50g，红枣10枚，加水同炖，熟后饮服。或黑豆、浮小麦各30g，水煎服。用于气血虚弱患者。

（6）生姜15g，羊肉250g，当归、大枣各50g，生姜切片，羊肉、生姜片文火熬成3碗，加入调料另煎余药240 ml，每日分2次，将药液、羊肉汤分别依次饮用（混合难服）。主治低血压性眩晕。

（7）生姜、大葱、白萝卜各30 g。上几味共捣如泥，敷在头前部，每日1次，半小时取下，连用3～4次。主治老年眩晕。

4. 针灸治疗

主穴：曲池、内关、足三里、三阴交。配穴：肝火上炎取太阳、风府、风池、行间、阳陵泉；阴虚阳亢取阳陵泉、悬钟、通里、百会、太冲、人迎；肾精不足取太溪、复溜、阴陵泉、血海、关元。刺法：用提插捻转之泻法或平补平泻法，每日1次或隔日1次，留针20～30分钟，10次为一疗程。

（二）西医治疗

1. 一般治疗

积极寻找病因，进行病因治疗。如颅内感染，应积极控制感染；颅内肿瘤，应手术治疗；椎基底动脉血栓形成，应用低分子右旋糖酐、血管扩张剂、抗凝剂、激素等；体质差者应积极进行体育锻炼。发作期宜卧床休息，防止起立时跌倒受伤，减少头部转动。要保持心情舒畅，不宜过多饮水。饮食宜清淡和容易消化，不宜饮酒、浓茶、咖啡，以及食用韭菜、辣椒、大蒜等刺激性食物。

2. 药物治疗

（1）镇静剂：一般头晕者可给氯丙嗪（冬眠灵）25 mg、苯巴比妥（鲁米那）0.03 g、地西泮2.5 mg，每日3次口服。有呕吐者可用氯丙嗪25～50 mg、阿托品0.5 mg、东莨菪碱0.3 mg等肌内注射。

（2）茶苯海明（乘晕宁）：50 mg，每日3次，口服。

（3）甲氧氯普胺（胃复安）：10 mg，每日3次，口服。对晕车、晕船者，有较好疗效。

（4）氟桂利嗪（西比灵）：剂量 10 mg，每日 1 次，口服，10 天为一疗程。

（5）培他司汀（培他啶）：文献报道应用本品每日 12 mg，分 3 次服。治疗各种原因引起的眩晕 30 例（梅尼埃病 18 例，高血压动脉硬化 6 例，颈椎病 2 例，中耳炎、迷路炎、脑震荡后遗症、链霉素中毒各 1 例），多数于服用后 4~12 小时即有明显效果，最快者 2 小时即见效。症状、体征消失时间为 2.3±1.9 天，总有效率 96%。

（6）利多卡因：本品具有调节自主神经系统或扩张脑微血管，改善脑循环和内耳微循环的作用。用本品 500 mg 加 25% 葡萄糖 40 ml 缓慢静脉注射，每日 1~2 次，效果显著。

（7）地芬尼多：为强效抗晕止吐药。对眩晕、呕吐和眼球震颤均有明显疗效，对头痛和耳鸣亦有较好疗效。剂量 25~50 mg，每日 4 次。6 个月以上儿童，首剂 0.9 mg/kg，必要时 1 小时内可重复 1 次，以后每 4 小时给药 1 次。1 天剂量 5.5 mg/kg，6 个月以下儿童禁用。肌内注射时剂量相应减少 1/5~1/2。本品应在严密监护下给药。青光眼、窦性心动过速及胃肠道或泌尿生殖道阻塞的患者应慎用。

（8）链霉素：对重度梅尼埃病，利用链霉素对前庭神经的毒性作用来消除前庭功能而阻止内耳眩晕病的经常性发作。剂量：每日 2~3 g 肌内注射，由于用量大，治疗期间应住院严密监察链霉素的毒性反应。

（9）赛庚啶：文献报道用本品每日 12 mg 口服，佐低分子右旋糖酐每日 250 ml 静脉滴注治疗内耳眩晕，有效率达 88.5%。一般于用药 1~2 次眩晕减轻，3~5 天眩晕停止。

（10）复方氯化钾液：取 10% 葡萄糖液 500 ml 加 10% 氯化钾 10 ml、地塞米松 10 mg、维生素 B_6 100 mg 静脉滴注。

3. 高压氧治疗

对慢性眩晕，用高压氧治疗有效。

第三节 晕 厥

晕厥，又称昏厥，是一过性广泛性脑供血不足而突然发生的短暂意识丧失状态。意识丧失时间一般为数秒，通常不超过15秒。它与历时较长，以小时或天计的意识丧失（昏迷）不同，与眩晕（一般无意识障碍，主要表现为自身和外物旋转的感觉）也有区别。患者往往先觉得头重足轻，头晕，继而面色苍白、发灰，大汗淋漓。此过程多数为几秒。多数患者即取蹲、坐或卧位，片刻后缓解。有的此过程进展较快，患者来不及采取措施，已意识丧失、跌倒在地，重者可有两便控制失灵，甚至面和肢体肌肉有几下抽动，脉搏微弱，甚至难以感知。跌倒后，患者取平卧位，脑血供改善，上述表现消失，意识渐恢复。本病俗称"晕倒"。

【病因】

现代医学认为，引起晕厥的原因很多，但主要是低血压、低血糖、脑源性、心源性、血管性、失血性、药物过敏性以及精神受强烈刺激、剧烈疼痛、剧烈咳嗽等导致的。其中除心源性（急性心梗、室颤、心律不齐等）、脑源性（脑血管破裂、栓塞和脑挫伤等）、失血性（各类大出血）常有生命危险外，其余原因发生的晕厥大都无生命危险。晕厥最常见的病因：

1. 单纯性晕厥

单纯性晕厥是由于某种强烈刺激引起的，是晕厥中最常见的一种，占半数以上。多见于年轻、平素体弱而情绪不稳的女性，一般无严重器质性病变。其发生是由于各种刺激通过迷走神经反射，而引起周围血管扩张，使回心血量减少，心排血量降低，导致脑组织一过性缺血。往往在立位时发生，很少发生于卧位，发病前有明显的诱发因素，如恐惧、剧痛、亲人亡故、遭受挫折、空腹过劳或手术、出血、见血、注射、外伤、空气污浊闷热等。发作前常有头昏、恶心、出冷汗、面色苍白、眼前发黑等前驱症状，持续几秒钟到几分钟，随即意识丧失而晕厥。晕厥时，心率起初较快，以后则显著减慢，每分钟 50 次左右，规则而微弱，血压在短时间内可出现偏低现象，让病员躺下后即能恢复，并无明显后遗症。

2. 直立性晕厥

直立性晕厥也是临床上较常见的一种晕厥，又称体位性低血压。多见于老人或久病常卧者突然站立或蹲下复立时发生。其特点是血压骤然下降，眼前发黑冒"金星"。心率变化不大，昏厥时间短暂，发生时无明显前兆。

3. 排尿性晕厥

多见于年轻人或老年人夜间起床排尿者。当他们被尿憋醒后，因突然起床和用力排尿，腹压大减，使上身血液回流腹腔，导致脑部缺血而发生晕厥。

4. 剧咳性晕厥

多因剧烈的痉挛性咳嗽，导致突然发生，为 时性晕厥。剧咳时患者多先感心慌、气喘、头晕、眼花而很快失去意识与知觉。

5. 颈动脉窦综合征

临床上较少见，好发于中年以上，尤其老年伴动脉硬化者，常因压迫颈动脉窦的动作，如衣领过紧、突然转动颈部以及在室上性心动过速时做颈动脉窦按摩时，或因局部淋巴结肿大、肿瘤、瘢痕的压迫等，均可刺激颈动脉窦使迷走神经兴奋，从而心率减慢，血压下降，脑缺血而发生晕厥，并可伴有抽搐。因此，对老年人尤其伴动脉硬化者，按摩颈动脉窦的时间不宜超过 10 秒，并切忌两侧同时进行，预防晕厥发生。

6. 癔症性晕厥

临床上多见于年轻女性。发病前往往有明显的精神因素。发作时常有气管堵塞感、心悸、眩晕、过度换气、手足麻木等，随即出现意识丧失，肢体无规律性的抽搐，且持续时间较长，数分钟至数小时以上，其发作可因暗示而终止或加剧。发作时血压及脉搏往往无改变。此外，病员可伴有其他精神症状，既往可有类似的发作史，并可在卧位时发生。

7. 心源性晕厥

心源性晕厥为晕厥中最严重的一种，是由于心律失常，心排血发生机械性阻塞，血氧饱和度低下等因素引起心排血量减少或中断，导致脑缺血而发生晕厥。在心源性晕厥中，以心律失常所致者最常见，由于各种疾病或药物的毒性作用引起心脏停搏、心动过缓、心动过速，使心排出量骤减或停止，导致急性脑缺血而发生晕厥，见于阿—斯综合征、奎尼丁的药物作用、QT 间期延长综合征等。心源性晕厥发作的特点是用力为常见发病诱因，发作与体位一般无关，患者多有心脏病史及体征。

8. 脑源性晕厥

临床上多见于原有高血压史或有肾炎、妊娠毒血症在血压突然升高时，引起脑部血管痉挛、水肿，导致一过性广泛性脑血液供应不足。晕厥发作时多伴有剧烈头痛、视物模糊、恶心、呕吐等前驱症状，继之神志不清伴抽搐。发作和终止均较慢。此外，老年人动脉硬化、偏头痛、主动脉弓综合征，均可产生脑源性晕厥。

9. 低血糖性晕厥

多见于严重饥饿者或长时间进食很少者，以及糖尿病与低血糖患者。由于脑部主要靠葡萄糖来供应能量，如血糖过低，则影响脑的正常活动而发生晕厥。发作前常有饥饿、乏力、心慌、头晕、眼前突然发黑而晕倒。晕厥时面色苍白、出汗、心率加快，给予葡萄糖后即可清醒。

中医学认为，晕厥系因气盛有余，气逆而不顺行，挟痰、挟食、挟血而上壅，清窍为之阻滞而发病。气机运行的突然逆乱，升降失常为其基本病机。

【临床表现】

厥证为内科急症，临床上以突然发生一过性的神志异常为证候特征。厥之轻者在昏倒不知人事后可于短时间内苏醒，醒后感到头昏乏力，倦怠口干，并无其他明显后遗症。厥之重者可一厥不醒，"半日远至一日"，乃至死亡。

本病的特点有急骤性、突发性和一过性。急骤发病，突然昏倒，移时苏醒。往往在发病前有明显的诱发因素，如情绪紧张、恐惧、惊吓、疼痛等。发作前有头晕、恶心、面色苍白、出汗等前驱症状。发作时昏仆，不知人事，或伴有四肢逆冷。由于气、血、痰、食、暑等厥的不同，又各有相应的不同病史及临床证候表现。

【诊断要点】

1. 病史

应询问过去有无相似的发作史，有无引起晕厥的有关病因及诱因。如疲劳、饥饿、睡醒后、闷热环境、见血或抽血时，或手术等，这些因素皆可为血管迷走神经性晕厥的诱发因素。是否发生在排尿中或后，突然起立、咳嗽、吞咽、转动或伸直颈部时。失血后，口渴，高热以及使用血管扩张药、利尿药，脱水，肾上腺皮质功能低下和长期卧床均可发生低血压性或低血容量晕厥。

姿势变化的晕厥尚须考虑心房黏液瘤或栓塞，排便时晕厥提示肺栓塞，胸痛伴有心悸时晕厥提示夹层动脉瘤或心肌梗死，伴有腹痛的晕厥应疑为腹腔内出血。低血糖晕厥多逐渐出现，而过速性心律失常引起的晕厥多突然发生。血管迷走性晕厥常伴恶心与出汗。焦虑引起的过度通气常伴有呼吸困难、胸部发紧及神经质表现。

2. 检查

必须进行全面系统的检查，特别是神经系统检查。分别测定仰卧和直立位的血压，确定有无直立性低血压。听诊时注意与晕厥有关的器质性心脏病和心律失常。检查两侧颈动脉搏动强度及其对称性，有无杂音或震颤，同时测定视网膜动脉压帮助诊断颈动脉疾病。活动上肢观察有无锁骨下动脉盗血综合征。神经系统定位体征可协助诊断有无脑部疾患。

3. 参考项目

（1）血常规、血沉、血糖、电解质、血气分析、血液流变学检查、X线胸片等检查，可提供病因诊断的线索。

（2）心电图检查对心源性晕厥有帮助。

（3）脑电图检查包括睡眠时及晕厥发作时记录，对排除癫痫有很大帮助。

（4）必要时可进行超声心动图、脑血管造影、CT检查等，以确定病因诊断。

【鉴别诊断】

根据突然发作性短暂的意识丧失，不能维持正常姿态甚至倒地，短时间内恢复等表现，一般不难诊断。晕厥应与昏迷、眩晕、休克、癫痫、癔症等相鉴别，患者的病史、诱发因素、伴随症状和体征，对晕厥的鉴别要点常能提供重要线索。

【治疗】

（一）中医治疗

1. 辨证论治

1）气厥

（1）实证：突然昏倒，四肢逆冷，口噤拳握，呼吸气粗。舌苔薄白，脉沉弦。治宜调气降逆。方药：温开水灌服苏合香丸或玉枢丹。患者苏醒后再服五磨饮子（枳壳、乌药、木香、槟榔、沉香）以理气降逆。

（2）虚证：眩晕昏仆，面色苍白，呼吸微弱，汗出肢冷。舌质淡嫩或有齿痕，舌苔薄，脉沉细微。治宜益气固本。方药：灌服参附汤或芪附汤，同时可灌服糖开水或热茶。患者苏醒后，服四味回阳饮。

2）血厥

（1）实证：突然昏倒，手足厥冷，牙关紧闭，面唇青紫。舌紫暗，苔薄白，脉沉弦。治宜活血顺气。方药：通瘀煎加减。伴喉中痰鸣，加茯苓、半夏、胆南星。

（2）虚证：突然昏倒，面色苍白，手足厥冷，张口自汗，呼吸微弱。舌淡或有齿痕，脉细无力或芤。治宜益气固脱。方药：急服独参汤。同时灌服糖开水。患者苏醒后用人参养荣汤加减。

3）痰厥

突然昏厥，喉有痰声，或呕吐涎沫，呼吸气粗。舌苔白腻，脉沉而滑。治宜行气豁痰。方药：导痰汤加减。痰稠者，可加海浮石、竹沥水；素体气虚者，可加适量党参、白术；便秘者，酌加大黄。

4）食厥

过饱之后，突然昏厥，气息窒塞，脘腹胀满，手足厥冷。舌苔厚腻，脉滑有力。治宜消食和中。方药：保和丸加减。山楂、神曲、莱菔子、藿香、苍术、厚朴、砂仁、半夏、陈皮、茯苓。

5）暑厥

于炎热之时或高温环境，觉头晕头痛，胸闷身热，面色潮红，继而猝然昏倒不省人事，甚或谵妄。舌红而燥，脉洪数或弦数。治宜解暑清心。方药：竹叶石膏汤加味。

2. 中成药

（1）苏合香丸：0.5～1粒，开水溶化灌下。

（2）生脉口服液：1～2支，即服。

（3）参麦注射液：20～30 ml，加入养阴注射液（重庆中医研究所）或50%葡萄糖注射液40 ml静脉注射，10～30分钟1次，血压回升后用参麦注射液30～60 ml加养阴注射液40～60 ml、5%葡萄糖注射液500 ml，静脉滴注。

（4）生脉注射液：40～60 ml加入养阴注射液60 ml，静脉注射，10～30分钟1次，血压回升后继续用上药加入5%葡萄糖注射液500 ml或养阴注射液500 ml静脉滴注。

（5）枳实注射液：2～10 ml加入养阴注射液500 ml静脉滴注。

3. 单方、验方

（1）生半夏末或皂荚末，取少许吹入鼻中，使之喷嚏不已。

（2）菖蒲末吹鼻中，肉桂末纳舌下，并以菖蒲根汁灌服之。有通窍醒神之效。

4. 针灸治疗

常用穴位：人中、内关、百会、十宣、十井等。耳针：皮质下、肾上腺、内分泌、交感、心肺、升压点、呼吸点。紧急情况下可针刺人中、百会、合谷、十宣。

（二）西医治疗

1. 对症处理

发作时应取平卧位，将所有紧身的衣服及腰带松解，以利呼吸，将下肢抬高，以增加回心血量。头部应转向一侧，防止舌部后坠而阻塞气道。

2. 病因治疗

心源性晕厥应处理心律失常，如心房颤动或室上性心动过速时，可应用洋地黄治疗，完全性房室传导阻滞所致的晕厥，最好使用心脏起搏器。心室颤动引起的晕厥，可用电除颤。对脑部及其他神经疾患所引起的晕厥，主要是治疗原发病。体位性低血压可试用麻黄碱 25 mg 每日 2～3 次或哌甲酯（利他林）10～20 mg，早晨、中午各服 1 次。排尿性晕厥应劝告患者靠墙或蹲位小便；咳嗽性晕厥应治疗肺部炎症。

第四节　意识障碍

意识障碍是指人体对外界环境刺激缺乏反应的一种精神状态。大脑皮质、皮质下结构、脑干网状上行激活系统等部位损害或功能抑制即可导致意识障碍。其可表现为觉醒度改变和意识内容改变，临床上常通过患者的言语反应、对针刺的痛觉反应、瞳孔对光反应、吞咽反射、角膜反射等来判断意识障碍的程度。

以觉醒度改变为主的意识障碍包括，①嗜睡：患者表现为睡眠时间过度延长，但能唤醒，醒后可勉强配合检查及回答问题，停止刺激后继续入睡。②昏睡：患者处于沉睡状态，正常外界刺激不能唤醒，需大声呼唤或较强烈的刺激才能唤醒，醒后可做含糊、简单而不完全的答话，停止刺激后很快入睡。③浅昏迷：意识大部分丧失，无自主运动，对声、光刺激无反应，对疼痛刺激尚可出现痛苦表情或肢体退缩等防御反应，角膜反射、瞳孔对光反射、眼球运动和吞咽反射可存在。④中度昏迷：对周围事物及各种刺激均无反应，对剧烈刺激可有防御反应，角膜反射减弱、瞳孔对光反射迟钝、无眼球运动。⑤重度昏迷：意识完全丧失，对各种刺激全无反应，深、浅反射均消失。

以意识内容改变为主的意识障碍包括，①意识模糊：患者表现为情感反应淡漠，定向力障碍，活动减少，语言缺乏连贯性，对外界刺激可有反应，但低于正常水平。②谵妄：是一种急性脑高级功能障碍，患者对周围环境的认识及反应能力均有下降，表现为认知、注意力、定向与记忆功能受损，思维推理迟钝，语言功能障碍，错觉、幻觉，睡眠觉醒周期紊乱等，可表现为紧张、恐惧和兴奋不安，甚至冲动和攻击行为。

中医学根据昏迷的深浅程度不同，有"昏愦"（神志昏乱，不明事理的症状）、"昏厥"（猝然仆倒，四肢厥冷，昏蒙不知人事）、"尸厥"（突然昏倒，不省人事，状如昏死，呼吸微弱，脉极微细，或毫不应指）等称呼。多见于温病邪入营血阶段，以及中风、消渴、厥脱、急黄等疾病的严重阶段。

【病因】

意识障碍的病因比较复杂，常见于下列疾病。

1. 颅内病变

颅内病变常见为出血、梗死、炎症、外伤与肿瘤等。

（1）脑出血性疾病：常见于脑出血与蛛网膜下腔出血。但自 CT 应用以来少量的脑出血包括基底节区出血、脑桥出血很少引起昏迷。

（2）脑梗死：如脑栓塞、脑血栓形成等也可引起昏迷。

（3）炎症：如各种脑炎、脑脓肿、脑膜炎等。

（4）外伤：如脑震荡、脑挫裂伤、外伤性颅内血肿等。

（5）肿瘤：如脑肿瘤等。

（6）其他：如癫痫、中毒性脑病等。

2. 全身性疾病

（1）急性感染性疾病：见于全身重度感染，包括各种细菌、病毒、螺旋体、寄生虫等。常见于败血症、肺炎、猩红热、白喉、百日咳、伤寒及泌尿道感染。

（2）心血管疾病：如心律失常、心肌梗死、肺性脑病和高血压性脑病等。

（3）水、电解质平衡紊乱：如慢性充血性心力衰竭、慢性肾上腺皮质功能减退症等引起的稀释性低钠血症等。

（4）内分泌及代谢障碍性疾病：如尿毒症、肝病、甲状腺危象、糖尿病、高渗性糖尿病、低血糖及慢性肾上腺功能减退症等所引起的昏迷。

（5）外源性中毒：包括工业毒物中毒、农药类中毒、药物类中毒、植物类中毒、动物类中毒等。

中医认为，本病由外感热病及内伤杂病使心、脑受邪，神明不用，神志不清所引起。

【诊断要点】

（一）病史

要注意详细询问发病过程，起病缓急，昏迷时间及伴随症状，如突然发病者见于急性脑血管病、颅脑外伤、急性药物中毒、一氧化碳中毒等。缓慢起病者见于尿毒症、肝昏迷、肺性脑病、颅内占位性病变、颅内感染及硬膜下血肿等。昏迷伴有脑膜刺激征者见于脑膜炎、蛛网膜下腔出血；昏迷伴有偏瘫以急性脑血管病多见；昏迷伴有颅内压增高者见于脑出血及颅内占位性病变；昏迷伴有抽搐者常见于高血压脑病、子痫、脑出血、脑肿瘤、脑水肿等。此外，要注意有无外伤或其他意外事故，如服用毒物、接触剧毒化学药物和煤气中毒等；以往有无癫痫发作、高血压病、糖尿病及严重的心、肝、肾和肺部疾病等。

（二）临床表现

昏迷是严重的意识障碍，意识完全丧失，体格检查时不能配合。在程度上有深浅之分。

1. 浅昏迷

患者意识模糊，对呼叫有反应，答话简短而迟缓，对疼痛刺激有反应，瞳孔对光反射存在，吞咽、咳嗽、打喷嚏等反射均存在，脉象、呼吸、血压多无变化。

2. 中昏迷

各种外界刺激多无反应，或反应极为迟钝，答话含糊不清或答非所问，对强烈的疼痛刺激可出现简单的防御反射，瞳孔对光反射存在但较迟钝，大小便失禁或潴留，呼吸速率或节律可有变化。

3. 深昏迷

对各种刺激均失去反应，瞳孔散大或缩小，角膜反射、吞咽反射、咳嗽反射消失，肌肉松弛，腱反射消失，大小便失禁或潴留，脉象、血压、呼吸多有异常改变。

4. 伴随状态

（1）伴发热：发热见于感染性疾病，冬季见于流脑、肺炎；夏秋季见于乙型脑炎、中毒性细菌性疾病、脑型疟疾或中暑等。无发热而皮肤湿冷者见于有机磷中毒、巴比妥类中毒、休克、低血糖昏迷等。

（2）伴呼吸减慢：呼吸减慢可见于有机磷、巴比妥类、阿片类中毒；深大呼吸者见于尿毒症或糖尿病酮症酸中毒。

（3）伴瞳孔扩大：瞳孔扩大见于癫痫、颠茄类中毒、低血糖昏迷；瞳孔缩小者见于有机磷、巴比妥类、毒蕈中毒及尿毒症或脑干出血；双侧瞳孔大小不等或忽大忽小，提示脑疝形成早期。

（4）伴脑膜刺激征：脑膜刺激征多见于中枢神经系统感染性疾病，如各种脑炎、脑膜炎、蛛网膜下腔出血等。

（5）伴局灶性神经体征或偏瘫：该症状见于脑血管意外或颅内占位性病变。

（6）伴抽搐：抽搐多见于脑血管意外、癫痫、药物中毒（如大量异烟肼中毒）。

（7）伴深度黄疸：深度黄疸可能系急性或亚急性重型肝炎，若有慢性肝病史、腹水者则为肝硬化所致肝性脑病。

（8）伴皮肤黏膜瘀点、瘀斑：该症状常提示为败血症，特别是金黄色葡萄球菌感染，在冬季应警惕流行性脑脊髓膜炎。

（9）伴视神经乳头水肿：视神经乳头水肿是颅内高压的重要客观指征；有视网膜渗出、出血、动脉的改变者，要考虑尿毒症、恶性高血压和糖尿病的存在。

（10）呼吸气体亦有助于诊断，如伴有大蒜气味、分泌物增多者，系有机磷中毒；肝臭者为肝性脑病；尿臭味为尿毒症；烂水果味系糖尿病酮症酸中毒；酒味为乙醇中毒。

（三）体格检查

要仔细观察体温、脉搏、呼吸、血压、皮肤等。如为严重感染性疾病体温可升高，影响下丘脑体温调节中枢引起中枢性高热，体温多在40℃以上；体温下降多见于周围循环衰竭或下丘脑功能紊乱；高位颈髓病变、急性感染性多发性神经根神经炎及重症肌无力危象可表现呼吸困难；高血压见于急性脑血管病、子痫、高血压性脑病；低血压见于心肌梗死、心脑综合征、安眠药物中毒及重度感染等引起的昏迷；皮肤呈樱桃红色见于CO中毒；慢性肾上腺皮质功能减退可有皮肤色素沉着；败血症可出现瘀点与低血糖；休克时皮肤湿润多汗；糖尿病昏迷、尿毒症与抗胆碱药物中毒则皮肤干燥无汗。此外，瞳孔大小与对光反射的变化常提示患者的病情变化。单侧瞳孔散大除外药物作用应视为视神经或动眼神经损害，见于脑外伤、脑出血及颅内占位性病变引起的颞叶沟回疝，预后不良。眼底如发现视神经乳头水肿，提示颅内压增高。脑膜刺激征阳性，见于脑膜炎、蛛网膜下腔出血或脑疝。昏迷患者如无肢体运动反应、肌张力低下、腱反射消失，或出现异常的伸张反射或屈曲反射常提示预后不良。

（四）实验室及其他检查

1. 一般常规检查

常规检查包括血、尿、大便常规，血生化，电解质及血气分析等。

2. 脑脊液检查

脑脊液检查为重要辅助诊断方法之一，脑脊液的压力测定可判断颅内压是否增高，但应慎重穿刺，以免形成脑疝。

3. 其他检查

脑电图、CT检查、脑血管造影等检查可发现异常。

【鉴别诊断】

（一）晕厥

晕厥是由于大脑一过性供血不足导致大脑处于抑制状态而引起的突然且短暂的意识丧失，一般在1分钟内恢复意识，亦可长达3分钟。晕厥与昏迷不同，昏迷的意识障碍通常持续时间较长，恢复较难。

（二）癔症性昏睡

常因精神因素而诱发，患者僵卧不语，对刺激毫无反应，双目紧闭，拉开其眼睑时可见眼球向上转动，无神经体征，经适当治疗可迅速转醒，以资鉴别。

【治疗】

（一）中医治疗

1. 辨证论治

（1）热入心包闭证：昏迷较深，持续较久，同时可见高热，谵语、烦躁（或昏睡不语），或有抽搐，或痰壅气粗。舌绛，脉细数。治宜清热凉血，开窍醒神。方药：清营汤加减。犀角（水牛角代）、黄连、生地、麦冬、玄参、丹参、竹叶心、金银花、连翘、石菖蒲、郁金。若昏迷深重者，送服安宫牛黄丸或至宝丹。若热邪引动肝风，则以羚角钩藤汤送服紫雪丹，以凉肝息风，清热开窍。

（2）热结胃肠闭证：高热或日晡潮热，面目俱赤，大便不通，神昏谵语，腹部胀满，按之坚硬，口舌干燥，气粗喘满。舌短或舌硬，舌质多红，苔黄燥或焦黄，甚则起芒刺，脉多滑数或沉实有力。治宜峻下热结，清泄阳明。方药：大承气汤加减。大黄、芒硝、枳实、厚朴。

（3）湿痰蒙蔽闭证：神志痴呆，面色晦滞，语言错乱或意识蒙眬，渐见神志模糊，昏不知人，昏迷后多无发热，静卧少动，喉间痰声辘辘。舌苔白腻，脉沉滑或濡缓。治宜涤痰开窍。方药：涤痰汤加减。石菖蒲、胆南星、竹茹、枳实、茯苓、党参、陈皮、法夏、甘草。并用苏合香丸或玉枢丹。

（4）痰火扰心闭证：发热面赤，神志错乱，胡言乱语，躁扰如狂，渐至昏迷，呼吸气粗，喉间痰鸣，痰黄黏稠，便秘尿黄。舌质红，苔黄腻，脉滑数。治宜清热化痰开窍。方药：黄连温胆汤合安宫牛黄丸或至宝丹。黄连、竹茹、法夏、茯苓、胆星、陈皮、枳实、甘草。

（5）浊阴上逆闭证：面色苍白晦滞，头晕头痛，恶心呕吐，不思饮食，胸闷腹胀，大便不爽，尿少浮肿，睡渐转昏迷。舌淡体胖，苔白腻，脉沉迟。治宜温补脾肾，泄浊开窍。方药：温脾汤加减。大黄、附子、干姜、党参、甘草。并可送服苏合香丸。

（6）卒冒秽浊闭证：卒然闷乱，腹部胀满，昏晕不知人，面青肢冷，口噤不语，或妄言妄见。脉沉细而微或忽大忽小。治宜芳香辟秽，利气开窍。方药：芳香辟秽汤合玉枢丹。藿香、佩兰、白蔻仁、薏苡仁、滑石、白芥子、郁金、杏仁、厚朴。

（7）亡阴脱证：热邪久羁，或高热不退，或汗出过多，吐、泻、失血过甚，耗伤阴液，肾之真阴消亡，心阴心气告竭，心神失养，而昏沉嗜睡，甚则昏迷，并见面红身热，汗出。唇红舌干，脉虚数。治宜救阴益气固脱。方药：生脉散加味。人参、麦冬、五味子、山萸肉、生龙骨、生牡蛎、黄精。

（8）亡阳脱证：重疾不愈而阴损及阳，以致元阳衰微，心神耗散，故见神志昏愦不语，面色苍白，呼吸微弱，冷汗淋漓，四肢厥冷，二便失禁。唇舌淡润，甚则口唇青紫，脉微欲绝。治宜回阳固脱。方药：四逆汤加味。附片、干姜、甘草、人参、生龙骨、生牡蛎。

2. 中成药

（1）红灵丹：每次 0.5～1 g，每日 2～3 次，口服。适用于中暑、中恶、神志昏迷。

（2）安宫牛黄丸（或至宝丹、紫雪丹）：每次 1 粒，每日 2～3 次口服或鼻饲。适用于高热闭证。

（3）苏合香丸：每次 1 粒，每日 2～3 次口服或鼻饲。适用于时疫之痉厥昏迷。

（4）清开灵注射液：每次 20～40 ml 加入 5% 葡萄糖液 100 ml 静脉滴注，每日 1～2 次。适用于各种内生性闭证及外感高热所致的闭证。

（5）清气解毒注射液：本品为鱼腥草、败酱草、虎杖、肿节风等份按 1:15 的浓度制成 100 或 400 ml 规格的注射液，每次

400～800 ml 静脉滴注，每日 1 次。适用于感染性高热所致的闭证。

（6）参麦注射液：每次 40～60 ml 加入 5% 葡萄糖液 100 ml 内静脉滴注，每日 1～2 次。适用于气阴两伤之闭脱并见症。

（7）醒脑静注射液：10～20 ml，加入 5% 葡萄糖液 400～600 ml，静脉滴注，每日 1～2 次。

3. 单方、验方

（1）七叶一枝花 15 g，路边荆 25 g，鸭跖草 400 g。水煎服，每日 2 次。用于乙脑昏迷。

（2）猪鬃草、旱莲草、小蓟、仙鹤草、夏枯草各 30 g，杜仲 15 g。水煎服，每日 2 次。用于脑血管意外昏迷。

（3）鲜竹沥 30 g，少佐姜汁半匙。用于痰热昏迷。

4. 针灸治疗

取穴人中、涌泉、十宣、劳宫。配穴：丰隆、太冲。手法：强刺激不留针，每 1～2 小时 1 次。

（二）西医治疗

1. 病因治疗

昏迷患者起病急骤，病情危重，应尽快找出昏迷的病因，针对病因采取及时正确的急救措施，如抗生素治疗各种病原引起的脑膜炎；胰岛素、补液治疗糖尿病酮症酸中毒等；颅内占位性病变者应尽早采用手术治疗。

2. 对症处理

为了维持昏迷病员有效的呼吸循环，补充水及电解质，促使神志恢复，减少及预防并发症，特别对病因不明或在病因治疗的同时，进行积极的对症治疗更显得重要。

（1）昏迷患者常有呼吸障碍。呼吸衰竭者，宜充分给氧，尽可能维持正常的通气和换气，保持呼吸道通畅，必要时行气管切开和人工辅助呼吸。对急性呼吸衰竭二氧化碳张力过高的昏迷患者，需使用呼吸兴奋剂。

（2）循环衰竭者，补充血容量，合理应用血管扩张剂或收缩剂，纠正酸中毒，控制心衰及帮助心脏的复苏。

（3）促脑细胞代谢药物可选用葡萄糖、三磷腺苷、细胞色素C、辅酶A、乙胺硫脲（克脑迷）、甲氯芬酯（氯酯醒）等。

（4）颅内或全身性疾病所引起的昏迷伴脑水肿，可给予降低颅内压、抗脑水肿治疗，常用高渗脱水剂如甘露醇、甘油等；利尿剂如呋塞米、依他尼酸等，配合液体疗法及肾上腺皮质激素。

（5）烦躁、惊厥者给予地西泮、苯巴比妥、苯妥英钠等。

第五节　抽　搐

抽搐是多种疾病引起的不自主的发作性骨骼肌痉挛，包括伴意识障碍的惊厥和无意识障碍的手足搐搦。抽搐可呈强直性的即持续性肌收缩，也可呈阵挛性的即断续性肌收缩，或二者兼有。抽搐大多表现为全身性的，至少是双侧性的（局限性癫痫的抽搐表现为局部痉挛，属于例外，但也常发展为全身抽搐）。

抽搐，中医学称痉病，俗称抽风。痉病古代亦称瘛疭、抽搐、抽风、反折。《张氏医通·瘛疭》说："瘛者，筋脉拘急也；疭者，筋脉弛纵也，俗谓之抽。"《温病条辨·痉病瘛病总论》又说："痉者，强直之谓，后人所谓角弓反张，古人所谓痉也。瘛者，蠕动引缩之谓，后人所谓抽掣、搐搦，古人所谓瘛也。"本节讨论的是全身或局部肌肉强直性或阵发性抽搐发作的病证。

【病因】

现代医学认为，各种器质性或非器质性脑损害，某些全身性、代谢性疾病引起大脑功能或脊髓神经元、周围神经元异常兴奋，均可引起抽搐。

1. 伴发意识障碍的抽搐

见于癫痫大发作、代谢性抽搐（如尿毒症、妊娠高血压综合征、急性脑缺氧、低血糖、非酮性高渗性糖尿病昏迷、低血钙、肝昏迷、急性尿卟啉症、肾上腺皮质功能不全、维生素 B_6 缺乏等）、中毒性抽搐（如金属中毒、有机化学剂中毒、食物中毒、药物中毒等）、脑病引起的抽搐（如脑部感染、脑血管疾病、颅脑外伤、脑占位性病变等）、去皮质强直和去大脑强直、晕厥性抽搐、高热惊厥等。

2. 不伴意识障碍的抽搐

见于局限性癫痫、手足搐搦症、破伤风、狂犬病、马钱子中毒、癔症性抽搐等。

中医学认为，抽搐的病因可分为外感和内伤两大类：外感是由于感受风、暑、寒、湿、疫毒邪气，或金疮破伤感受风毒之邪，壅阻经络，气血不通，或温病高热，灼伤津液，引动肝风所致；内伤主要是由于久病之后，阴血亏损，津液耗伤，不能濡养经脉，以致虚风内动而抽搐。

【临床表现】

肢体项背强急，四肢抽搐，甚至角弓反张为痉病的证候特征。男女老幼均可发病，发病多数较急，也有慢性久病者。临床表现多样，轻者仅轻微项背强几几，或仅限于某一脏一腑、一经一络出现一定范围的拘挛、强急。邪壅经络，以发热，胸闷，龂齿，腹胀便秘为主；温热致痉以喷射性呕吐，自汗，口渴喜饮，两目上视，昏厥，谵语，牙关紧闭为主；阴血亏虚是因禀赋素虚或失血失液、病后而发，伴神疲，气短，自汗等症。

【诊断要点】

（一）病史

全面详细收集病史，对每一个抽搐患者，要首先区分抽搐是大脑功能还是非大脑功能障碍所致；若确定是前者，则要进一步分清是原发于脑内的疾病还是继发于脑外的全身性疾病。

1. 伴意识障碍的抽搐

1）大脑器质性损害

大脑器质性损害是抽搐最常见的类型。其特点是抽搐表现为阵挛性或强直性，意识障碍较严重，持续时间长，且多伴瞳孔散大，大小便失禁等表现。多数有颅内压增高的表现。

2）大脑非器质性损害

其特点表现为意识障碍可轻可重，多数为短暂性昏厥，数秒至数十秒可自行恢复；全身性疾病的表现往往比神经系统症状更明显，无明确的神经系统定位体征。

2. 不伴意识障碍的抽搐

此类抽搐的特征是呈疼痛性、紧张性肌收缩，常伴有感觉异常。根据病史及临床特点常可确定这类抽搐的病因。如诊断有困难时，可测定血钙和血镁。

3. 引起抽搐疾病的特点及伴随症状

1）癫痫大发作

有反复发作史，除癫痫持续状态外，发作间意识清晰，抽搐时有典型的强直期、阵挛期顺序，常伴有舌尖咬伤和尿失禁。抽搐后可有一段时期的昏睡，然后清醒。

2）各种脑炎、脑膜炎

出现抽搐多为强直性的或阵挛性的，同时伴有高热、昏迷、脑膜刺激征阳性，以及呕吐、头痛、视神经乳头水肿、瞳孔改变等颅内高压征。

3）妊娠高血压综合征

有妊娠史，常有前驱症状如高血压或发热，有尿液和眼底变化。

4）破伤风

有外伤史，发作时牙关紧闭，角弓反张，呈苦笑面容，但神志清楚，受到轻刺激即发生短促的全身性抽搐。

5）尿毒症

前驱症状有嗜睡、头痛、厌食、情绪不稳和精神错乱，继而出现短暂肌肉阵挛和震颤，然后发生全身抽搐。事后往往陷入长期昏迷或昏沉状态。肾病病史和血、尿化验可兹诊断。

6）食物中毒

如毒蕈中毒和发芽马铃薯中毒皆先有胃肠道症状，如恶心、呕吐、腹痛、腹泻等。

7）癔症性抽搐

多在精神刺激下发作，全身肌肉僵直或手足乱动，常伴哭笑叫骂而无意识丧失。受暗示或刺激可中断其发作。

8）手足搐搦症

多见于儿童和青少年，伴有低血钙或碱中毒；偶见于癔症的过度换气之后。发作时有双侧强直性痉挛，以肢端最为显著，形成"助产士手"和足趾及踝部的扭曲。检查血液和做面部叩击征（Chvostek 征）、陶瑟征（Trousseau 征）等试验可以诊断。

（二）实验室及其他检查

如血常规，尿常规，血液生化（电解质、尿素氮等），血气分析，肝、肾功能，心电图，脑电图，脑血流图，头颅 X 线，CT 等现代检查手段。对引起抽搐的病因诊断有帮助。

【治疗】

（一）中医治疗

1. 辨证论治

（1）邪壅经络：头痛、项背强直，恶寒发热，无汗或有汗，肢体酸重，苔白腻，脉浮紧。治宜祛风散寒，除湿和营。方药：羌活胜湿汤加减。羌活、独活各10 g，防风、藁本各9 g，川芎18 g，蔓荆子12 g，桂枝9 g，葛根12 g，生姜5片，大枣5枚。如寒湿较甚，加麻黄10 g。如风邪偏盛，症见项背强直，发热不恶寒，头痛汗出，苔薄白，脉浮缓，用瓜蒌桂枝汤加减：天花粉18 g，桂枝12 g，白芍20 g，甘草10 g，生姜5片，大枣6枚，葛根10 g，五味子10 g。若湿热入络，症见筋脉拘急，身热，胸脘痞闷，小便短赤，苔黄腻，脉滑数，用三仁汤加减：薏苡仁30 g，蔻仁10 g，厚朴9 g，滑石20 g，木通9 g，地龙15 g，丝瓜络15 g。

（2）热甚发痉：发热胸闷，口噤龂齿，项背强直，甚至角弓反张，手足挛急，腹胀便秘，甚则神昏谵语，舌红苔黄，脉弦数。治宜泄热存津，养阴增液。方药：增液承气汤加减。大黄12 g，芒硝（冲服）10 g，玄参18 g，生地20 g，麦冬18 g，石膏30 g，知母15 g，钩藤15 g，地龙20 g，全蝎9 g。如热盛伤津，无腑实证者，可去大黄、芒硝。若湿病邪热，内传营血，热盛动风，症见壮热头痛，神昏，口噤抽搐，角弓反张，舌红绛，苔黄燥，脉弦数者，用羚羊钩藤汤加减：羚羊角末（冲服）1 g，钩藤15 g，菊花15 g，白芍20 g，生地20 g，竹茹10 g，石膏30 g，知母18 g，石菖蒲12 g。神昏者，可加服安宫牛黄丸1丸，日服2～3次。

（3）阴血亏虚：项背强直，四肢抽搐，头昏目眩，心悸气短，面色无华，舌淡，脉细弱。治宜滋阴养血。方药：四物汤合大定风珠加减。当归25 g，川芎18 g，熟地20 g，白芍18 g，五味子15 g，麦冬18 g，阿胶（烊化）18 g，牡蛎30 g，黄芪25 g。如头晕、虚烦、失眠，加酸枣仁20 g，夜交藤30 g，莲子心10 g，菊花15 g。

2. 中成药

1）实证

见高热、昏迷者可选用。

（1）安宫牛黄丸1粒或至宝丹1粒，灌服或鼻饲。

（2）清开灵注射液40 ml加入5%葡萄糖溶液500 ml，静脉滴注。

（3）醒脑静注射液20～30 ml加入5%葡萄糖溶液250 ml，静脉滴注。

2）虚证

可选用参麦注射液或人参注射液，加入5%葡萄糖溶液500 ml，静脉滴注。

3. 针灸治疗

实证用泻法，虚证用补法，选穴人中、涌泉、合谷、内关、曲池、大椎等；或选耳穴神门、皮质下，用中、强刺激。

4. 药物穴位注射

可选用地龙注射液、当归注射液、柴胡注射液。选穴大椎、合谷、内关、曲池等，每穴分别注入0.5～1 ml。

（二）西医治疗

1. 一般处理

将外裹纱布的压舌板置于患者上下臼齿之间，防止舌尖咬伤；对伴意识障碍的患者要加强护理，病床两侧加防护栏防止坠床；患者头部应转向一侧，使口涎自行流出；将患者下颌托起，防止舌头后坠引起窒息；及时给氧、吸痰，保持患者的呼吸道通畅。

2. 控制抽搐发作

对伴发昏迷的抽搐处理参阅第九章癫痫一节；对高热惊厥患者须擦浴降温；如果抽搐时间超半小时，可给予苯巴比妥钠肌内注射；癔症性抽搐可用针刺疗法，取穴人中、内关、合谷、涌泉，同时给予苯巴比妥钠或氯丙嗪。抽搐发作时不要强行制止肌肉抽动，以防骨折。

3. 病因治疗

应针对原发疾病治疗，如急性感染性疾病，应根据不同病原选用有效的抗生素，积极控制感染；心源性抽搐应尽快建立有效循环，提高心排血量及治疗原发病；中毒性抽搐应采取催吐、洗胃、导泻、利尿、解毒等方法去除体内毒物。

第二章 颅神经疾病

第一节　三叉神经痛

三叉神经痛系指三叉神经分布区内分支反复发作、短暂、剧烈、阵发性的疼痛。本病多发于 40 岁以上，常可累及头、鼻、牙龈和口唇，影响进食、休息，久病可使健康日益下降，是影响人类健康的常见病。本病属中医学"头痛""偏头痛""面痛""眉棱骨痛"等范畴。

【病因】

现代医学认为，原发性三叉神经痛的病变部位及发病机制不明，多数认为病变在三叉神经周围部，而病因则可能是多种多样的，如三叉神经后根处的胆脂瘤、血管畸形、脑膜瘤、异常血管等的压迫、牵拉、扭曲等情况。继发性三叉神经痛多因炎症、脑部肿瘤等压迫三叉神经所引起。眼底动脉硬化，胆固醇和血脂升高，也是引起三叉神经痛的重要原因。原发性三叉神经痛病理变化意见分歧很大，有人认为并无异常发现。近来的研究大多认为神经节内可见节细胞的消失、炎性浸润、动脉粥样硬化改变及脱髓鞘变等。

中医学认为，三叉神经痛一般是由风邪致病而成。不外乎分为外感痛及内伤痛。头面为"诸阳之会""清阳之府"，故外邪侵袭，上犯巅顶，邪气稽留，阻抑清阳，或伤内诸疾，致气血逆乱，瘀阻经络，均可导致头面疼痛。

1. 外感痛

因起居不慎，感受外邪，尤以风邪为主，即"伤于风者，上先受之""巅高至上，惟风可到"。外邪自表侵于经络，上犯巅顶，清阳之气受阻，气血不畅，而致头面疼痛。

2. 内伤痛

其发病原因，多与肝、脾、肾三脏有关。或因情志所伤，肝失疏泄，郁而化火，上攻面颊；或因火盛伤阴，肝肾阴亏，肝阳上亢，而发为痛；或因饮食不节，脾运不健，痰湿内生，阳明热盛，而致面颊及头疼痛。

【临床表现】

本病多发于 40 岁以上的中、老年人，70 岁以上者少见，平均 51 岁。但有文献报告最小的发病年龄为 10 岁，最大的为 89 岁。当 20～40 岁出现三叉神经痛应多考虑为多发性硬化致脊髓脱髓鞘损害。女性略多于男性，男女之比为 2:3。

如面部三叉神经分布区内剧烈的疼痛，呈突出的、短暂的反复发作，尤以第 2、3 支为著，眼支较少。疼痛以面颊、上下颌或舌最明显；口角、鼻翼、颊部和舌等处最为敏感，轻触即可诱发，故有"触发点"或"扳机点"之称。疼痛可引起反射性面部抽搐，口角牵向患侧，并有面红、流泪和流涎，称痛性抽搐。严重者洗面、刷牙、说话、咀嚼等都可诱发，以致不敢做这些动作。每次发作时间仅数秒钟至 2 分钟。开始和停止都很突然。间歇期间完全正常。病初次数较少，以后次数增多并加重。病程可呈周期性，每次发作期可数天、数周或数月不等。缓解期亦可数天至数年不等，但往往随病程而变短，很少自愈。一般神经系统检查无阳性体征。

【诊断要点】

1. 疼痛特点为骤然发作，突然停止，时间短暂，呈刺痛、钝痛、疼痛剧烈。

2. 疼痛部位与三叉神经分布一致，多在三叉神经的第 2 支与第 3 支。

3. 可找到疼痛的扳机点，如上唇、下唇、舌侧有压痛点。

4. 无神经体征。

5. 排除牙痛、鼻窦炎及眼部疼痛。

【鉴别诊断】

1. 牙痛

一般为持续性钝痛，牙部 X 线检查有助于诊断。

2. 鼻窦炎

为持续性钝痛，局限在鼻旁窦区域，常伴有发热、白细胞增高和流脓涕等。

3. 偏头痛

多为偏侧头痛，每次疼痛可持续数小时，常伴有恶心、呕吐等症状。

【治疗】

（一）中医治疗

1. 辨证论治

（1）火盛阳亢：颜面疼痛似火灼难忍，突然发作，发作时或有面肌痉挛，发作停止后如常人，烦躁易怒，失眠梦多，口干欲饮。舌红，苔少，脉弦。治宜泻火潜阳。方药：当归龙荟丸加减。龙胆草、大黄、甘草各 6 g，山栀、黄芩、知母、当归、白芷各 9 g，黄连、细辛各 3 g，石膏 15 g，川芎、赤芍各 12 g。

（2）肾虚感寒：头脑空痛，惧怕冷风吹袭，遇冷风则剧痛，常兼眩晕，腰膝酸软，遗精带下，耳鸣少寐。舌胖，脉细无力。治宜补肾温阳。方药：地黄饮子加减。生地 15 g，山萸肉、肉苁蓉、僵蚕、白芷各 9 g，麦冬、牛膝、地龙、川芎各 12 g，附子、细辛、五味子各 6 g，甘草 3 g。

2. 中成药

（1）龙胆泻肝丸：每次6 g，每日2次。

（2）牛黄上清丸：每次2丸，每日2次。

（3）天麻丸：每次3粒，每日3次。

（4）川芎茶调丸：每次6 g，每日2次。

（5）芎菊上清丸：每次1/3袋，每日3次。

3. 单方、验方

（1）全蝎、地龙、甘草各10 g。共研细末，每服3 g，早晚各1次。

（2）白芷30 g，冰片1 g。研细末，每用少许吸入鼻内，既可止头痛，又可止牙痛。

（3）薄荷、白芷、郁金各18 g，生石膏30 g，芒硝10 g。共研细末，用纱布包塞入鼻孔内，每日2次。

（4）大黄、芒硝各30 g。研细末，调入井水，贴两侧太阳穴。

（5）壁虎粉4.5~6 g。口服，每日3次。

（6）川乌尖、草乌头各12 g，川胡椒、生麻黄、生半夏、生南星各15 g，片姜黄30 g。共研细末，酒精适量，浸泡数日后涂抹患处，疼痛发作时可连续使用，缓解后每日涂抹3次。

（7）白附子、全蝎、白芷、僵蚕各100 g，川芎200 g。将上药分别烘干，加工制成粉末，过100目细筛，搅拌均匀，每日服2次，每次3 g，热酒调服，10天为一疗程。多数患者治疗2~3个疗程，服药后显效。

4. 食疗验方

（1）川芎10 g，鸡蛋2个，葱5根。同放砂锅中加水煮，鸡蛋熟后去壳再煮片刻，吃蛋喝汤。每日1次，连服数日。适用于风寒犯上之患者。

（2）菊花15 g，白糖50 g。将菊花放茶壶内用开水浸泡片刻，加白糖搅匀饮用。代茶常饮之。适用于风热上扰之患者。

（3）猪脑1个，夏枯草15 g，天麻、川芎各10 g。同放砂锅中加水适量，以小火炖煮1小时成稠厚羹汤，捞出药渣。分2～3次顿服，每日1剂。可常服之。适用于肝火上炎之患者。

（4）猪瘦肉150 g，丹参、川芎各15 g。共放砂锅中，加水适量炖煮，调味服食。每日1次。可连服10～15天。适用于瘀血内阻之患者。

（5）薏苡仁30 g，茯苓20 g，白芷、陈皮各9 g。后3味煎汤去渣，入薏苡仁煮粥食。每日1次，连服5～7天。适用于痰火上攻之患者。

5. 针灸治疗

常用穴位：第1支（眼支）取太阳、攒竹、阳白、至阳。第2支（上颌支）取四白、迎香、听会、内庭。第3支（下颌支）取合谷、下关、颊车。也可用针刺和穴位注射治疗，可取得较好疗效。方法：主穴，第1支取阳白透鱼腰；第2支取四白；第3支取下关、夹承浆。配穴，第1支配太阳、风池；第2支配颧髎、人中；第3支配颊车、合谷。用28号3～7cm毫针，进针得气后快速提插刺激1分钟，然后留针30分钟，每隔10分钟运针1次，每日1次，10次为一疗程，疗程间休息1周。穴位注射取穴同上，取5 ml注射器，用牙科5号长针头，维生素B_1注射液100 mg，维生素B_{12}注射液100 μg混合备用。每次取2～4穴，每穴0.8～1.0 ml，得气后抽无回血再注射药液，隔日1次，10次为一疗程，疗程间休息1周。此外，也可用针后加艾灸、电针、磁疗、水针、点刺放血等方法治疗。

（二）西医治疗

1. 药物治疗

治疗以止痛为目的。

（1）卡马西平：0.1～0.2 g，每日2～3次，必要时可增至

0.3 g，每日 3 次。疼痛控制后逐渐减量。用药后可出现皮疹、眩晕、消化道反应、白细胞及血小板减少等副反应。

（2）苯妥英钠：0.1 g，每日 3 次，效果不佳者可增量，但每日不应超过 0.6 g，与卡马西平合用可增强疗效。

（3）氯硝西泮：每日从 1 mg 开始，渐增至 4 ~ 8 mg/d。

（4）维生素 B_{12}：100 μg，肌内注射，每日 1 次。

2. 外科手术治疗

（1）三叉神经周围支切断术：颅外周围支切断，多在眶上孔、眶下孔或颏孔三叉神经周围支出口处施行手术。

（2）三叉神经根切断术和三叉神经脊束切断术：主要是为了切断三叉神经的痛、温觉的传入纤维。

（3）三叉神经微血管减压术：血管压迫是三叉神经痛的主要原因，故解除压迫常能缓解疼痛。该手术先在耳后做直径 4 ~ 5 cm 的骨窗，在手术显微镜下观察三叉神经根进入脑干区的神经与血管之间的关系，在神经与血管间垫入一涤纶片（或海绵片）使其隔开，以减低局部的压迫。该手术为治疗三叉神经痛的一种安全、有效的新方法。91% 可完全缓解或显效。

第二节　特发性面神经麻痹

特发性面神经麻痹是指原因不明、急性发病的单侧周围性面神经瘫痪，并认为系茎乳孔内急性非化脓性在神经炎所致，故又称面神经炎或贝尔麻痹。中医称本病为"口僻"，俗称"吊线风"。

【病因】

本病是由正气不足，络脉空虚，卫外不固，风邪乘虚，入中脉络，气血痹阻而发生。

【临床表现】

任何年龄均可发病，男性略多。急性发病，多于数小时或1~3天达高峰。病初可有病侧耳或下颌角后疼痛。表现为一侧面部表情肌瘫痪。额纹消失，眼裂变大或闭合无力。闭眼时，眼球向上外方转动，露出白色巩膜，称贝耳现象。患者鼻唇沟变浅、口角下垂，笑时露齿口角歪向健侧，鼓腮或吹口哨时漏气。进食时食物滞留于病侧齿颊之间，且同时伴流泪及流涎。病变在鼓索参与面神经处以上时，可有同侧舌前2/3味觉丧失，如在发出其镫骨肌分支以上处受损，可出现同侧舌前2/3味觉丧失与听觉过敏。病变累及膝状神经节时，除有上述表现外，尚有瘫痪侧乳突部疼痛，耳廓与外耳道感觉减退。外耳道或鼓膜出现疱疹，称为亨特综合征，为面神经炎的特殊类型。

面瘫不完全者，起病1~2周开始恢复，1~2个月明显好转而后痊愈。年轻者的预后较好。大约3/4的患者可完全恢复。如6个月以上未见恢复，则完全恢复的希望不大。面神经传导检查对早期（起病后5~7天）完全面瘫者的预后判断是一项有用的方法。如受累侧诱发的肌电动作电位M波波幅为正常（对侧）的30%或以上者，则在2个月内可望完全恢复；如为10%~30%者则需2~8个月恢复，且可有一定程度的并发症。如仅为10%或以下者，则需6个月至1年才能恢复，且常伴有并发症（面肌痉挛及联带运动）；如病后10天中出现失神经电位，恢复时间则延长（平均需3个月）。

面神经体感诱发电位（SEP）和运动诱发电位（MEP）。面神经含有源于面肌的本体感觉、纤维成分，面神经体感诱发电位通过脉冲电刺激周围神经，并在中枢记录叠加的诱发电位活动，能客观地定量分析面神经传导功能，特别是从茎乳孔至脑干段的神经。运动诱发电位是以磁刺激器在头颅顶部刺激，测定面神经运动纤维的潜时、振幅等，以早期判定面神经近端至远端的运动纤维传导功能。

【诊断要点】

1. 起病突然。

2. 患侧眼裂大，眼睑不能闭合，流泪，额纹消失，不能皱眉。

3. 患侧鼻唇沟变浅或平坦，口角低并向健侧牵引。

4. 根据损害部位不同又分：

（1）损害在茎乳孔以上影响鼓索支时，则有舌前 2/3 味觉障碍。

（2）损害在镫骨神经处，可有听觉障碍。

（3）损害在膝状神经节，可有乳突部疼痛，外耳道与耳廓部的感觉障碍或出现疱疹。

（4）损害在膝状神经节以上，可有泪液、唾液减少。

【鉴别诊断】

1. 中枢性面肌麻痹

面神经炎属周围性面肌麻痹，应进行详细的神经系统检查以与大脑或脑干病引起的中枢性面肌麻痹区别。中枢性面肌麻痹仅限于病侧下面部表情肌运动障碍，上面部表情肌运动基本正常，且多伴有偏瘫。

2. 桥小脑角病变

可因桥小脑角区肿瘤、蛛网膜炎症出现面神经周围性麻痹，但大多起病缓慢，常伴有病侧三叉神经、听神经损害和共济失调等。MRI 有助于诊断。

3. 亨特综合征

可能为膝状神经节被带状疱疹病毒感染所致。表现为急性周围面神经麻痹、外耳道疱疹、耳鸣、眩晕和听力减退。

4. 其他

急性感染性多发性神经根炎，可发生周围性面神经麻痹，但多为双侧性，且伴有对称性肢体运动和感觉障碍。腮腺炎或腮腺肿瘤均可累及面神经，但多有原发病的特殊表现。面神经在脑干内受肿瘤、炎症、出血等侵及时，常有邻近神经结构损害体征。

【治疗】

（一）中医治疗

1. 辨证论治

本病多在患者气血不足时，面部遭受风寒的侵袭，使经络瘀滞，筋脉失养而发生口眼歪斜。治宜祛风通络。方药：牵正散（僵蚕、全蝎、白附子）加减。风热型者加辛凉药菊花、桑叶、黄芩、川芎；风寒型者加辛温药羌活、白芷、川芎。

2. 单方、验方

（1）蝉蜕 200 g，研为细末，每次服 7 g，每日服 3～4 次，连服 6～7 天。

（2）蜈蚣 1 条（去头足），地龙、当归各 12 g，赤芍 10 g，鸡血藤 15 g，羌活、防风、白芷各 10 g，川芎 9 g。水煎服，每日 1 剂。

（3）马钱子粉 1 g，樟脑粉 0.3 g，膏药脂 4 g。将上药加热调匀后涂于 7cm×7cm 膏药布备用。用时将膏药烘软后贴在患侧耳垂前面神经干区域，4 天换药 1 次。

（4）马钱子适量，湿润后切成薄片（18～24 片，约重

3.6 g），排列于橡皮膏上，敷贴于患侧面部，7~10 天换 1 张，至恢复正常为止。一般轻症贴 2 次即可痊愈。马钱子有大毒，切忌入口。

（5）鲜山蒜头 125 g，蒜头 12 瓣，母丁香 15 g，蓖麻子 12 粒，捣烂后加罗粘香 15 g 混合拌匀，平铺在纱布上并外敷患侧面部，每周 1 次，每次 50~60 分钟。发病 20 天以上或恢复较慢者可加麝香，并配服加味牵正散，一般 1 周治愈。

（6）鹅不食草 10 份，冰片 1 份。先将鹅不食草洗净，用凉开水浸透（鲜鹅不食草可不浸），再加入冰片，置于干净容器内如稠膏状，然后装入瓶内，密封备用。使用时取 2 层消毒纱布包裹药膏，塞入病侧鼻孔内，24 小时更换 1 次。一般用药 2~3 次即愈。

3. 针灸治疗

闭眼不全，额纹消失时，针阳白透上眼睑。口角偏斜时针颧髎、地仓透颊车、翳风、牵正穴，强刺激后留针 10 分钟，也可用电针强提拉法治疗，收效良好。

4. 理疗

急性期于茎乳孔附近部位给予热敷，或给予红外线照射、短波透热。恢复期可给予碘离子透入治疗。

5. 体疗

患者自己对镜用手按摩瘫痪的面肌，每日数次，每次 5~10 分钟。当面神经功能开始恢复后，可对镜练习瘫痪肌的各单个面肌的随意运动。

第三章　脑血管疾病

第一节　缺血性中风

缺血性中风和出血性中风都属于急性脑血管病，又称中风、卒中，是神经系统中常见的疾病，在老年人中，与心脏病、癌症成为三大主要死因。由于血管内血液供应减少，如血栓形成、栓塞等导致脑组织缺血形成梗死。根据缺血程度的不同，可以有不同的临床表现，如短暂性脑缺血发作、脑血栓形成、脑栓塞、腔隙性脑梗死等。本病属中医学的"中风"范畴。

【病因】

现代医学认为，短暂性脑缺血发作是缺血引起的在 24 小时以内可以完全缓解的局灶性神经功能障碍。通常认为它是脑梗死或出血的预警信号。

其病因目前尚无定论，多数学者认为是动脉粥样硬化。本病发病通常有以下四种机制：栓塞、血栓、血流动力学异常或血管痉挛。

1. 栓塞

据估计，栓塞引起的短暂性脑缺血发作至少占 30%，由于其病程短，而且对栓子的来源不易明确，因此，对栓塞引起的短暂性脑缺血发作可能认识不足。持续时间不足 10 分钟的常合并颈动脉严重狭窄（50%），而超过 1 小时的因栓塞引起的可能性更大，颈动脉闭塞或严重狭窄的发生率较低。引起栓子最常见的来源是颈内动脉溃疡斑。心脏是另一常见的栓子的直接来源。对于老年人，心房颤动、心肌梗死和瓣膜纤维钙化也是栓子的重要来源。

2. 动脉粥样硬化性血栓

这是第二位最常见的原因。通常血栓形成使动脉内径变窄或闭塞。血栓的碎块造成远端栓塞或继发于脑动脉灌注压下降，后者表现为分水岭梗死，最常见于大中血管狭窄或合并于全身性低血压。

3. 血流动力学异常和血管痉挛

急剧的头部转动和颈部伸屈，特别是老年人动脉粥样硬化、颈部动脉扭曲、颈椎病时，可能改变脑血流量而发生头晕和不平衡感，甚至触发本病。血液成分的改变，如各种影响血氧、血糖、血脂、清蛋白质的含量，以及血液黏度和凝固性的血液成分改变和血液病理状态，均可能成为本病的触发因素。在动脉粥样硬化的基础上，使某些小动脉闭塞而引起局限性缺血、缺氧发作症状。

动脉硬化性脑梗死即动脉硬化血栓形成脑梗死，是脑部动脉粥样硬化和血栓形成，使血管管腔变窄或闭塞，导致急性脑供血不足所引起的脑局部组织软化、坏死，引起急性或亚急性脑的局灶性神经功能障碍。高血压、高脂血症和糖尿病等均可促进动脉粥样硬化的形成与发展。颅内动脉粥样硬化好发于大脑中动脉、颈内动脉的虹吸部和椎基底动脉的中下段。动脉内膜损伤破裂后，胆固醇沉积于内膜下层，引起血管壁脂肪透明变性，进一步纤维增生，动脉变硬弯曲，管壁增厚，血小板以及血液中其他有形成分、纤维素等附着于受损粗糙的内膜上，形成动脉壁血栓。血栓逐渐扩大，最终使动脉完全闭塞。急性脑梗死病灶其中央为坏死组织，周围绕以水肿区。坏死区神经元、轴索、髓质及胶质细胞均遭受破坏。后期坏死组织液化，被吸收后形成小腔。陈旧的血栓尚可机化及管腔再通。

脑栓塞系指脑动脉被进入血循环的栓子堵塞所引起的急性脑血管病，其总数高达卒中的20%。脑栓塞根据栓子的来源分为：

心源性脑栓塞、非心源性脑栓塞及来源不明的脑栓塞。①心源性脑栓塞：占缺血性脑卒中总数15%左右，多发生于心脏病患者，如心房纤颤、急性心肌梗死、左心室室壁瘤、风湿性心脏病、感染性心内膜炎、心房黏液瘤等。②非心源性脑栓塞：主动脉弓、颈动脉、椎基底动脉的动脉粥样硬化斑块和附着物可脱落，使其远端的颅内动脉发生栓塞，是引起短暂性脑缺血发作和脑栓塞的常见原因。脂肪栓子多来源于长骨骨折或手术；空气栓子常见于肺部创伤或手术、人工气胸等；感染性栓子常来自于细菌性心内膜炎、支气管扩张症、肺脓肿、肺炎、化脓性感染和脓毒血症等。另外，还有癌细胞、寄生虫或虫卵栓子。③来源不明的脑栓塞：部分脑栓塞患者不能发现栓子的来源，其原因可能忽略了颈动脉、锁骨下动脉、主动脉弓、椎动脉的血栓样物质。另外可能是目前的检查手段尚未臻完善。栓子进行脑循环后，最后停留在能容栓子通过的脑动脉血管内，使被阻塞的脑动脉所供应的区域发生脑梗死。通常左侧大脑中动脉最易发生栓塞，这可能因左侧颈总动脉较右无名动脉与主动脉升段更为平行有关。脑栓塞所导致的脑梗死与动脉硬化性脑梗死有共同之处。脑栓塞常伴有脾、肾和其他内脏及末梢动脉的栓塞。

中医学认为，中风的发生，主要因素在于患者平素气血亏虚，与心、肝、肾三脏阴阳失调，加之忧思恼怒，或饮酒饱食，或房室劳累，或外邪侵袭等诱因，以致气血运行受阻，肌肤筋脉失于濡养；或阴亏于下，肝阳暴张，阳化风动，血随气逆，挟痰挟火，横窜经隧，蒙蔽清窍，而形成上实下虚，阴阳互不维系的危急证候。

《素问玄机原病式·六气为病·火类》："暴病暴死，火性疾速故也，斯由平日衣服饮食，安处动止，精魂神志，性情好恶，不循其宣，而失其常，久则气变兴衰而为病也。或心火暴盛而肾水衰弱，不能制之，热气怫郁，心神昏冒，则筋骨不用，卒倒而无所知，是为僵仆也。甚则水化制火，热盛而生涎，至极则死，微则发过如故，至微者，但眩瞑而已，俗云暗风。由火甚制金，不能平木，故风木自甚也。"《临证指南医案·中风》说："精血衰耗，水不涵木……肝阳偏亢，内风时起。"其发病机制论述尤为透彻。

本病的发生与以下几种因素有关：

1. 年老体衰，阴阳失调

《景岳全书·非风》曰："人于中年之后，多有此证，其衰可知。经云：人年四十而阴气自半，正以阴虚为言也。夫人生于阳而根于阴，根本衰则人必病，根本败则人必危矣。所谓根本者，即真阴也。"明确指出肾阴亏虚是中风病机中的关键。肾阴不足，水不涵木，肝阳上亢，加以情志过极，劳倦过度，或嗜酒劳累，气候影响等诱发因素的作用致使肝阳暴亢，阳化风动，气血上逆于头部，引起脑脉闭阻或血溢出脑脉，而发中风。

2. 脾失健运，湿痰内生

老年人平素贪食肥腻，或体质肥胖，机体痰湿壅盛，痰郁久则化热生风；或肝阳素旺，横逆犯脾，脾失健运，聚湿成痰；或肝火炽甚，炼液成痰，致使肝风夹痰浊，蒙蔽清窍则突然昏仆，横窜经络而见半身不遂，口舌歪斜。《素问·通评虚实论》："仆击、偏枯……肥贵人则膏粱之疾也。"《临证指南医案·中风》："平昔酒肉，助热动风为病。"

3. 五志过极，化火生风

若五志过极，心火暴盛，或暴怒伤肝，肝阳暴动，引动心火。风火相煽，气机逆乱，血随气逆并走于上，冲心犯脑，心、脑不能共主神明，而出现神昏，或突然昏仆不省人事，发为中风。正如《素问玄机原病式六气为病·六气为病·火类》云："多因喜怒思悲恐之五志，有所过极而卒中者，由五志过极，皆为热盛故也。"

4. 气机失调，血液瘀滞

《医林改错》云："元气既虚，必不能达于血管，血管无气，必停留而瘀。"气为血帅，气行则血行，气滞则血瘀。年老体虚久病均可致气虚，气血运行无力而致血瘀。气郁久则可化火，火盛阴伤可致风动，风火相煽，气机逆乱则影响血液运行，血随气逆上犯清窍则使血液溢出脑脉之外；另气机逆乱可致血液运行不畅，血液瘀滞脑脉而发中风。总之血瘀之成，或因气虚运血无力，或因气滞血不畅行，或因气机逆乱血菀于上，或因寒凝气滞血瘀，故天气寒冷发病增多。

综上所述，中风的病机可概括为虚（气虚、阴虚）、火（肝火、心火）、痰（风痰、湿痰）、风（肝风）、气（气逆）、血（血瘀）六端。其病性为本虚标实，上盛下虚。本虚是肝肾阴虚和气虚，标实为风（相煽，痰湿壅盛，瘀血阻滞，气血逆乱；上盛主要是气血逆乱于脑，下虚则为肝肾亏虚。中风的病位主脑，与心、脾、肝、肾密切相关。

【诊断要点】

（一）临床表现

1. 短暂性脑缺血发作（TIA）

TIA 又称小卒中，是短暂的、局部的脑血液供应不足，引起其相应的症状和体征，每次发作持续数分钟至数小时，24 小时内完全恢复，可反复发作，不遗留神经功能缺损。但现代神经心理学研究发现，在 TIA 发作后可遗留如语言、记忆及视空间能力减退等大脑高级神经功能障碍。

起病年龄大多在 50 岁以上，有动脉粥样硬化症；突然的、短暂的局灶性神经功能缺失发作，在 24 小时内完全恢复；常有反复发作史，发作间歇期无神经系统体征；无颅内压增高。

1）椎基底动脉系统 TIA

（1）表现为眩晕，昏厥，猝倒，视野缺损和复视，亦可发生言语不清，构音障碍，吞咽困难，交叉性或双侧性肢体瘫痪及感觉障碍，共济失调等。一过性颅神经麻痹伴对侧肢体瘫痪，或感觉障碍为椎基底动脉 TIA 的典型表现。

（2）椎基底动脉系统 TIA 与体位头位改变有关，尚有颈椎增生、损伤或畸形以及锁骨下盗血综合征等。

（3）在头部过伸颈后，可有眼震以及后头部脑电图和血流图波幅显著下降；视觉和脑干听觉诱发电位可异常；多普勒超声检查可见颅外段椎动脉狭窄和（或）血流量下降。

2）颈动脉系统 TIA

（1）可表现为意识模糊，癫痫大发作或局限发作，肢体麻木，单瘫，偏瘫，同向偏盲，失语，黑矇，交叉性偏瘫等。

（2）可有颈部血管杂音，颈动脉多普勒超声和造影检查可见血管狭窄或不全梗阻。

2. 脑血栓形成

本病多见于 50～60 岁患有动脉硬化者，男略多于女。多伴有高血压、冠心病或糖尿病。部分患者曾有短暂性脑缺血发作史。常于安静、休息或睡眠中发病。

患者很少有昏迷，少数可有意识模糊，只有在损害较大血管时才发生昏迷。典型病例在起病 3 天内达高峰，神经系统定位体征决定于病变部位及范围。

（1）颈内动脉：病灶对侧偏瘫、偏身感觉障碍；病灶侧失明或视网膜中心动脉压降低，霍纳（Horner）征阳性，颈动脉搏动减弱或消失，有时颈部可听到血管杂音。

（2）大脑中动脉：病灶对侧偏瘫，偏身感觉障碍和同向偏盲，面部及上肢较下肢重；主侧半球受累时伴有失语、失读及失写。

（3）大脑前动脉：远端闭塞时出现病灶对侧偏瘫，下肢重于上肢，可伴有感觉障碍、精神异常，智能和行为的改变，强握和吸吮反射阳性，因旁中央小叶受累排尿不易控制。

（4）椎基底动脉：以脑干及小脑体征为主，可出现交叉瘫、多颅神经受损、交叉性感觉障碍及共济失调。如主干闭塞，可出现高热、昏迷、瞳孔针尖样缩小、四肢瘫、抽搐、去大脑强直等体征。

（5）小脑后下动脉：眩晕、眼球震颤、交叉性感觉障碍、同侧软腭及声带麻痹、共济失调、霍纳征阳性，或有展神经、面神经麻痹。

（6）大脑后动脉：梗死时症状较轻。皮质支病变时出现对侧同向偏盲或上象限盲，主侧半球病变时出现失写、失读、失语等症状。深穿支受累时表现为丘脑综合征，即对侧偏身感觉障碍、感觉异常、感觉过度、丘脑性疼痛及锥体外系症状（舞蹈手足徐动症、震颤等）。

3. 脑栓塞

（1）症状：多见于 20～40 岁的青壮年，有风湿性心脏病、心房纤颤、感染性心内膜炎、心肌梗死、二尖瓣脱垂、左心房黏液瘤、心脏手术或全身其他疾病病史。起病急骤，重者可在数秒钟或数分钟内达高峰，轻者为数日至数周的脑部症状。较大动脉阻塞时可突然昏迷，全身抽搐，因脑水肿或颅内出血可导致颅内高压综合征甚至脑疝而死亡。

（2）神经系统体征：临床表现常与栓子数量有关。单个血栓者症状较轻，常有局限性定位体征。多发性栓塞则症状重，体征显示病灶弥散。

（3）原发疾病表现：如心悸、心脏扩大、心脏杂音、动脉硬化征等。若同时发生脑外栓塞，如肺、肠黏膜栓塞等则可出现急性胸痛、咯血、呼吸困难、腹痛、皮肤出血点及肢端发绀等表现。

4. 腔隙性梗死

脑深部穿通动脉在高血压和动脉粥样硬化的基础上发生小的局灶软化，称腔隙性脑梗死或腔隙中风。软化局灶多为 2 mm 直径左右（0.2～15 mm）。若反复发作，脑部出现多个小软化灶，称为腔隙状态。

（1）多由高血压动脉粥样硬化引起，急性或亚急性发病。

（2）无意识障碍。

（3）临床表现都不严重，常见纯感觉性中风、纯运动性轻偏瘫、共济失调性轻偏瘫、构音不全—手笨拙综合征或感觉运动性中风等。

（二）实验室及其他检查

1. 腰椎穿刺（简称腰穿）

脑血栓和腔隙性脑梗死者的脑脊液一般不含红细胞。脑栓塞一般不含红细胞，若有则考虑出血性脑梗死。

2. 脑超声波

出血性脑梗死可见中线波移位，脑血栓和腔隙性脑梗死均正常。

3. CT、MRI

脑血栓、脑栓塞、腔隙性脑梗死等均可明确诊断和鉴别诊断。

【治疗】

（一）中医治疗

本病一经发生，急性期以标实为急，治无缓法。病以风、火、痰、气、血为因，导致心、肝、肾三脏阴阳失调，气机逆乱，闭窍阻络，发为本病。临床时应把握其病情的轻重，病位的深浅，证候的虚实程度等，便于立法遣方用药，以驱其邪，邪去病自安。

1. 辨证论治

（1）风痰入络：症见突然口眼歪斜，口角流涎，肌肤麻木，手足拘挛，言语不利，甚则半身不遂。苔薄白，脉弦滑而数。治宜祛风止痉，化痰通络。方药：牵正散加减。白附子、全蝎、红花、胆南星、橘络各 6 g，僵蚕、丹参各 12 g，半夏 9 g。

（2）风阳上扰：症见平素头晕头痛，耳鸣眼花，突然发生舌强语謇，口眼歪斜，半身不遂。舌质红，苔黄，脉弦滑或细数。治宜育阴潜阳，镇肝息风。方药：天麻钩藤饮加减。天麻 6 g，钩藤、益母草、丹参、桑寄生各 15 g，川牛膝、赤芍、黄芩各 12 g，栀子、杜仲、茯神各 9 g。

（3）气虚血瘀：多在休息或睡眠时发病，头痛头晕，肢体麻木，半身不遂，语言不清。舌质紫暗，苔薄白，脉象细弱。治宜益气活血，逐瘀通络。方药：党参、黄芪、威灵仙各 15 g，当归、川芎、白芍、秦艽各 12 g，桃仁、红花、地龙各 6 g。

2. 中成药

（1）人参再造丸：每次 1 丸，每日 3 次。用治中风，半身不遂，口眼歪斜，手足麻木。

（2）华佗再造丸：1 次 8 g，每日 2~3 次，连服 10 天，停药 1 天，30 天为一疗程。用治中风瘫痪，拘挛麻木，口眼歪斜，言语不清。

（3）中风片：每次 2 片，每日 2 次。用治中风不语，半身不遂，口眼歪斜。

（4）大活络丸：每次 1 丸，每日 2 次。用治中风痰厥引起的瘫痪，足痿痹痛。

（5）再造丸：每次 1 丸，每日 2 次。用治中风，半身不遂，手足麻木，疼痛拘挛，口眼歪斜，言语不清。

（6）回天再造丸：每次 1 丸，每日 2 次。用治半身不遂，口眼歪斜，手足麻木等。

（7）祛风通络丸：每次1丸，每日2次。用治中风，牙关紧闭，口眼歪斜，半身不遂，麻木不仁，筋脉拘挛等。

（8）醒脑再造丸：1次1丸，每日2次。用治脑血栓形成及其后遗症，神志不清，语言謇涩，口角流涎，筋骨酸痛，手足拘挛，半身不遂。

（9）消栓再造丸：蜜丸，1次1~2丸，每日2次。用治脑血管病的恢复期及后遗症期。

（10）消栓口服液：每次1~2支，每日2~3次。用治气虚血瘀引起的中风后遗症，症见半身不遂，口眼歪斜，言语不清，口有流涎。

（11）脉络通冲剂：每次1袋，每日3次，开水冲服。孕妇慎用。用治中风之肢体麻木，半身不遂等。

（12）脑得生片：每次4片，每日3次。用治脑血栓形成及中风后遗症。

（13）消栓通络片：每次8片，每日3次。用治脑血栓形成。

（14）偏瘫复原丸：每次1丸，每日2次。用治中风后半身不遂，口眼歪斜，言语不清等。

（15）中风回春片：每次4~6片，每日3次。用治中风偏瘫，口眼歪斜等。

（16）通塞脉片：每次8~12片，每日3次。用治脑血栓形成。

（17）脉络宁注射液：每次10~20 ml加入5%葡萄糖液250~500 ml内静脉点滴，每日1次，10~14天为一疗程，根据病情需要，可用3~4个疗程，每疗程之间间隔5~7天，重症患者必要时可连续使用2个疗程。

（18）丹参注射液：每次8~12 ml，加入5%或10%葡萄糖液 500 ml 静脉滴注，疗程同脉络宁注射液。用治脑血栓形成及中风后遗症。

（19）川芎嗪：每次 40～80 mg，加入 5% 葡萄糖液 250～500 ml 中静脉滴注。用治脑血栓形成及中风后遗症。

3. 单方、验方

（1）水蛭、木香（后下）、乌梢蛇各 9 g，全蝎 6 g，鸡血藤 25 g，地鳖虫 10 g，地龙 12 g，丹参 20 g，忍冬藤、钩藤各 15 g，黄芪 50 g。偏头痛加川芎、苍蔚子各 9 g；血压偏高加石决明 30 g，紫石英 15 g，磁石 20 g，牛膝 15 g；肢体麻木加姜黄 8 g，桑枝 20 g；肢体疼痛加葛根 30 g，桂枝 4.5 g；痰盛加天竺黄 10 g，胆南星 8 g；大便干燥加枳壳 6 g，酒大黄（后下）8 g；小便不利加车前子 8 g，木通 6 g；肝火盛加龙胆草 6 g，栀子 8 g；失眠加朱砂 1.5 g，夜交藤 15 g；腿软无力加五加皮、狗脊、川续断各 8 g，制马钱子 1 g。对偏瘫患者有较好疗效。

（2）生黄芪 15 g，水蛭 1 g，虻虫 0.1 g，葛根 21 g，桃仁、胆南星各 6 g，赤芍、地龙各 12 g，酒大黄 5 g，红花、毛橘红各 9 g，通草 0.5 g，红糖 15 g，以葱白 1 根为引。水煎服，每日 1 剂，饭后服。本方有益气活血化瘀，通经活络开窍之效。适于气虚血瘀、经气内阻、痰湿内聚、上蒙清窍。

（3）黄芪 30～60 g，当归 6～12 g，鸡血藤 30 g，丹参 15～30 g，生乳香 3～9 g，川芎 6～12 g，葛根 6～12 g。每日 1 剂，水煎分早晚 2 次服。若口舌謇涩、言语不清、舌苔白腻者加菖蒲、郁金、制半夏；血压偏高者加钩藤；手足伸屈不利者加制稀莶草；腰膝酸软无力者加杜仲、桑寄生、枸杞；服药后觉热的加生地、天花粉、麦冬。

（4）对于脑血栓形成后手足拘挛者可用伸筋草、透骨草、红花各 3 g，置于脸盆中，加清水 2 kg，煮沸 10 分钟后取用，药液温度以 50～60℃为宜，浸泡 15～20 分钟，汤液温度降低后需加热，再浸泡 1 遍。手足拘挛者，先浸泡手部，后浸泡足部，每日 3 次，浸泡时手指、足趾在汤液中进行自由伸屈活动。一个月一疗程，疗效满意。

（5）珍珠母 50 g，生牡蛎 60 g。煮水 500 ml 去渣，用粳米 100 g，煮粥食服，每日 2 次。用于阴虚阳亢之中风患者。

（6）桃仁 10 g（打碎），草决明子 12 g。水煎后加白蜜适量冲服。用于脑血栓形成。脑出血者忌服。

（7）黑豆适量洗净，加水煮汁，煎至稠为饴膏状，用时先含口中不咽，片刻再咽下，每日次数不限。用于中风不语。

（8）山楂 60 g。水煎 100 ml，分 2 次口服。用于颅内高压者。

（9）将大蒜 2 瓣去皮，捣烂如泥，涂于患者牙根处。用于中风不语症。

（10）黑木耳、桃仁、蜂蜜各 120 g。将木耳用温水浸泡，洗净，与桃仁、蜂蜜共捣烂如泥，放锅内蒸熟，分 4 天吃完，孕妇禁用。用于中风四肢麻木不仁症。

（11）乌龟 3 只，冰糖 5 g。将乌龟头切下取血，碗中放入冰糖共隔水炖熟食，每日 1 次。用于中风后半身不遂、四肢麻木。

4. 针灸治疗

本病后遗症期多有半身不遂或言语不利，用针灸治疗有一定疗效。

（1）半身不遂：治宜调和经脉，疏通气血。以大肠经、胃经腧穴为主，辅以膀胱经、胆经穴位。初病时针刺患侧，病程日久可先刺健侧，而后再刺患侧。取穴：上肢取肩髃、曲池、外关、合谷，可轮换取肩贞、臂臑、阳池等穴。下肢取环跳、阳陵泉、足三里、昆仑，可轮换取风市、悬钟、腰阳关等。若患者半身不遂表现为腕踝难伸，肘膝挛急，可应用手足 12 透穴方法：

取患侧手足共12个穴位，用7~10 cm长针强刺，并从一个穴透刺到另一个穴。这12透穴是：肩髃透臂臑，腋缝透胛缝，曲池透少海，外关透内关，阳池透大陵，合谷透劳宫，环跳透风市，阳关透涌泉。临床应用有良好疗效。

（2）言语不利：可在金津、玉液穴处放血，并针刺廉泉、增音、内关、通里、三阴交等穴，有良好疗效。以上穴位针刺手法应根据病证的虚实而定，但一般以平补平泻为常用。

（二）西医治疗

1. 短暂性脑缺血发作（TIA）

1）病因治疗

首先应认识到危险因素在预防中风中的重要性，治疗目的是预防继发TIA、脑梗死、心肌梗死或猝死。最有效的措施是纠正中风的危险因素，包括高血压、糖尿病、脂代谢异常、吸烟等，并应避免颈部过度活动。

2）药物治疗

（1）抗血小板凝聚药物：双嘧达莫（潘生丁）50 mg，每日3次，口服，同时加用阿司匹林，每日服用1次。己酮可可碱也有抗血小板凝集作用，可每日3次，每次200 mg。

新型的血小板聚集抑制剂噻氯匹定（抵克力得），通过阻断血小板上纤维蛋白原的受体，使所有与聚集作用有关的物质都同时失活，作用持久，疗效显著，优于阿司匹林。服用阿司匹林或抗凝治疗无效者，用本品后仍能发挥作用，常用量为250 mg，1~2次/天，进餐时服用。

（2）抗凝剂：疗效尚难以肯定，可参见脑血栓形成的治疗，如无明显措施，无相应化验室条件，又缺乏经验的单位不宜贸然试用。

（3）扩容剂：常用的有以下几种。羟乙基淀粉（706代血浆）：是一种合成血浆扩容剂，常用6%溶液250~500 ml静脉点滴，每日1~2次，24小时内不超过1 000 ml，7~10天为1个疗程。不需要做过敏试验。低分子右旋糖酐：为许多脱水葡萄糖分子的聚合物，常用剂量为10%溶液250~500 ml，静脉点滴，每日1~2次，24小时内不超过1 000 ml，7~10天为1个疗程。注射前先用0.1 ml原液做皮下试验，阴性者才可使用。也有人认为低分子右旋糖酐不适合作为血液稀释剂。

（4）钙拮抗剂：防止脑动脉痉挛、扩张血管、维持红细胞变形能力。常用的有：尼莫地平20~40 mg，每日3次；氟桂利嗪5 mg，每日1次；尼莫地平30 mg，每日3次。

3）血管介入治疗

近年来对动脉狭窄逐步开展了血管介入治疗，目前常用的方法如下。

（1）经皮腔内血管成形术：指经股动脉穿刺将带有扩张球囊的微导管导入动脉的病变部位，进行反复球囊的充盈，以扩张狭窄的动脉，达到改善供血的目的。

（2）颈动脉内支架置入术：通过导丝引导将支架置入狭窄的颈动脉管腔内，达到持久扩张狭窄动脉的作用。适应证为有症状或无症状性颈动脉狭窄在60%~80%或颈动脉内膜切除术后再狭窄者。本方法的缺点是不能用于严重动脉狭窄的治疗和价格昂贵。

4）手术治疗

对一侧颅外段颈动脉狭窄、血栓、扭结和粥样硬化斑块采用的手术方法包括：

（1）颈动脉内膜剥离—修补术。

（2）血管重建术，如动脉切除移植术、动脉搭桥术。以消除微栓子的来源，使短暂缺血发作好转或停止，并能防止发展成严重卒中。近年来对短暂性脑缺血发作，颈内动脉或大脑中动脉血栓形成还采用了颞浅动脉分支和大脑中动脉皮质支吻合；对椎动脉血栓形成采用枕动脉小脑后下动脉吻合术。

5）其他

其他方法包括光量子疗法、低能量血管内激光照射、高压氧疗法等均可应用。

2. 脑血栓形成

入院前应争分夺秒，将脑梗死患者在最短时间内送至相应的医疗机构，以做恰当处理。治疗原则是维持患者生命体征，调整血压，防止血栓进展，增加侧支循环，减少梗死范围，挽救缺血半影区，减轻脑水肿，防治并发症。

由于脑血栓患者致病原因各异，病情轻重及就诊时间不同。治疗时应遵循个体化原则。

1）一般处理

急性期应静卧休息，头放平，以改善脑部循环。对于脑水肿明显、伴意识障碍者，可立即予以吸氧及降颅压治疗，如静脉滴注地塞米松、甘露醇等。对血压偏高者，降压不宜过快、过低，使血压逐渐降至发病前水平或 150/90 mmHg* 左右。血压偏低者头应放平或偏低，可输胶体物质或应用升压药维持上述水平。吞咽困难者给予鼻饲。预防压疮，保持口腔卫生。

2）控制血压

除非血压过高，一般在急性期不使用降压剂，以免血压过低而导致脑血流灌注量的锐减，使梗死发展及恶化。维持血压比患者发病前平日血压或患者年龄应有的血压稍高水平。

3）控制脑水肿

对于脑水肿明显，伴有意识障碍者可立即予以吸氧及降颅压治疗。20% 甘露醇 250 ml，加压静脉滴注，每日 1～2 次；地塞米松每日 10～15 mg 加入甘露醇中或加于 10% 葡萄糖液 500 ml

---

* 1 mmHg = 0.133 kPa。

中静脉滴注，连用 3～5 天；10% 甘油 250～500 ml（1.0～1.2 g/kg），每日 1～4 次静脉滴注，连用 3～5 天。

　　4）溶栓治疗

　　梗死组织周边存在半暗带是缺血性卒中现代治疗的基础。即使在脑梗死早期，病变中心部位已经是不可逆性损害，但及时恢复血流和改善组织代谢可以挽救梗死周围仅有功能改变的半暗带组织，避免形成坏死。

　　已有确切的证据表明，缺血性脑卒中发病 3 小时内应用 rt-PA 静脉溶栓，可显著减少患者死亡及严重残疾的危险性，并显著改善生存者的生活质量。我国"九五"攻关的随机双盲研究结果表明，对脑 CT 无明显低密度改变、意识清楚的急性缺血性脑卒中患者，在发病 6 小时以内，采用尿激酶静脉溶栓治疗是比较安全、有效的。

　　动脉溶栓较静脉溶栓治疗有较高的血管再通率。国外的随机对照研究显示，对发病 6 小时内采用重组人尿激酶原（rhPro-UK）动脉内溶栓治疗 MCA 闭塞，初步证实安全有效，但尚需进一步证实。

　　溶栓治疗的适应证与禁忌证：

　　《中国脑血管病防治指南》（2004）中有关静脉溶栓治疗的适应证与禁忌证。

　　（1）适应证：①年龄 18～75 岁。②发病在 6 小时以内。③脑功能损害的体征持续存在超过 1 小时，且比较严重（NIHSS 7～22 分）。④脑 CT 已排除颅内出血，且无早期脑梗死低密度改变及其他明显早期脑梗死改变。⑤患者或家属签署知情同意书。

　　（2）禁忌证：①既往有颅内出血史，包括可疑蛛网膜下腔出血；近 3 个月有脑梗死或心肌梗死史，但陈旧小腔隙未遗留神经功能体征者除外；近 3 个月有头颅外伤史；近 3 周内有胃肠或泌尿系统出血；近 2 周内进行过大的外科手术；近 1 周内有不可压迫部位的动脉穿刺。②严重心、肾、肝功能不全或严重糖尿病者。③体格检查发现有活动性出血或外伤（如骨折）的证据。④已口服抗凝药，且国际标准化比值（INR）＞1.5；48 小时内接受过肝素治疗［活化部分凝血活酶时间（APTT）超出正常范围］。⑤血小板计数＜100×10^9/L，血糖＜2.7 mmol/L（50 mg/dL）。⑥血压：收缩压＞180 mmHg，或舒张压＞100 mmHg。⑦妊娠。⑧不合作者。

美国《缺血性卒中患者的早期处理指南》（2007 年版）中有关 rtPA 静脉溶栓治疗的患者选择标准。

①神经功能缺损由缺血性卒中引起。②神经体征不能自然恢复。③神经体征较严重且非孤立性。④神经功能重度缺损的患者慎用。⑤排除蛛网膜下腔出血。⑥症状出现 3 小时内进行治疗。⑦过去 3 个月内无头部创伤和卒中病史。⑧过去 3 个月内无心肌梗死。⑨过去 21 天内无胃肠道或泌尿道出血。⑩过去 14 天内无重大手术。⑪过去 7 天内无不可压迫部位的动脉穿刺。⑫既往无颅内出血史。⑬血压不高（收缩压＜185 mmHg 且舒张压＜110 mmHg）。⑭体格检查时无活动性出血或急性创伤（骨折）的证据。⑮未口服抗凝药；如口服抗凝药，INR 值≤1.7。⑯过去 48 小时内如曾接受肝素治疗，APTT 应在正常范围。⑰血小板计数≥100×10^9/L。⑱血糖浓度≥2.7 mmol/L（50 mg/dL）。⑲无发作后遗留神经功能缺损的痫性发作。⑳CT 排除多个脑叶梗死（低密度范围＞1/3 大脑半球）。㉑患者或家属理解治疗的潜在风险和益处。

美国《缺血性卒中患者的早期处理指南》（2007 年版）没有提及静脉溶栓治疗的患者年龄范围。2008 年，美国胸科医师协会《抗栓与溶栓治疗循证临床实践指南》（第 8 版）建议进行静脉溶栓治疗的患者年龄≥18 岁。欧洲卒中组织《缺血性卒中与短暂性脑缺血发作处理指南（2008）》则认为在经过选择的 18

岁以下和 80 岁以上的卒中患者中，也推荐进行静脉 rtPA 溶栓治疗，尽管这超出了目前欧洲的标准（Ⅲ级推荐，C 级证据）。

2009 年，AHA/ASA 对发病在 3～4.5 小时的脑梗死患者静脉溶栓的建议适应证与上述静脉溶栓的适应证相似，但如果有以下情形者，禁止溶栓：年龄＞80 岁，口服抗凝药物并且 INR 值≤1.7，基础水平 NIHSS 评分＞25，既往有脑卒中病史同时合并糖尿病。因此，对于 3～4.5 小时这个治疗时间窗，所有正在口服抗凝药物的患者，不管 INR 值如何，都应该排除在外。

溶栓治疗的途径：主要有静脉用药和动脉用药两种。国际上已完成的几个大样本随机对照试验多为静脉用药。虽然有一些证据表明动脉溶栓血管再通率较高，出血风险降低，但目前还难以确定动脉溶栓与静脉溶栓孰优孰劣。在数字减影血管造影（DSA）下行动脉内插管，于血栓附近注入溶栓药物，可增加局部的药物浓度，减少用药剂量，直接观察血栓溶解。一旦血管再通可立刻停止用药，便于掌握剂量，出血危险性小。有主张动脉溶栓时将药物注入颈内动脉，而不需花更多时间将导管插入大脑中动脉或在血栓近端注药。尚有机械碎栓加药物溶栓，也有进行静脉与动脉联合溶栓的研究。但动脉溶栓随肝素的应用危险性会增大，而且操作复杂、费时（可能延误治疗时机），费用昂贵，需造影仪器和训练有素的介入放射技术人员。常规静脉滴注虽然用药量大，出血并发症多，但方便快捷，易于推广实施。美国《缺血性卒中患者的早期处理指南》（2007 年版）指出，目前尚无证据表明动脉溶栓优于静脉溶栓；对适合静脉溶栓治疗的患者，不应为了动脉给药而限制静脉给药，除非是在临床试验中进行对比研究的情况下。

溶栓药物的剂量与用法：

（1）尿激酶（UK）：可促进纤溶酶活性，使纤维蛋白溶解，使血栓崩解消散。可用 6 万～30 万 IU 溶于 250 ml 生理盐水中静脉滴注，每日1次，可连用5天，需注意出血并发症。

（2）链激酶（SK）：能使纤维蛋白酶原转变为有活性的纤维蛋白酶，而使血栓溶解。用法：首次剂量20万~50万IU加入生理盐水100 ml中静脉滴注，30分钟滴完。维持剂量为每小时5万~10万IU加入生理盐水或葡萄糖溶液中持续静脉滴注，直至血栓溶解或病情不发展为止，一般用12小时至5天。主要不良反应为出血。少数患者有发热、寒战、头痛等反应，可对症处理。为减少反应，在应用之前，先应用地塞米松2 mg或抗组胺药物。

（3）组织型纤溶酶原激活剂（t-PA）：该药是纤溶系统的主要生理激活剂，是一种能迅速消除血栓的第二代溶栓剂。研究表明，它对血凝块具有专一性，能选择性作用于血栓局部，不引起全身性纤溶状态；可静脉大剂量使用，无出血并发症；t-PA是一种人类天然蛋白质，无抗原性，重复使用安全，无过敏反应等优点，认为是一种十分理想的溶栓新药。但由于药源缺乏，使用甚少。

溶栓治疗时的注意事项：

（1）将患者收到ICU或者卒中单元进行监测。

（2）定期进行神经功能评估，在静脉点滴溶栓药物过程中1次/15分钟；随后6小时内，1次/30分钟；此后1次/60分钟，直至24小时。

（3）患者出现严重的头痛、急性血压增高、恶心或呕吐，应立即停用溶栓药物，紧急进行头颅CT检查。

（4）血压的监测：溶栓的最初2小时内1次/15分钟，随后6小时内为1次/30分钟，此后，1次/60分钟，直至24小时。如果收缩压≥180 mmHg或者舒张压≥105 mmHg，增加测量血压的频率，并给予降压药使血压维持或低于这一水平。

（5）血压的控制：如果收缩压为180~230 mmHg或舒张压

为 105～140 mmHg，给予拉贝洛尔 10 mg，静脉注射 1～2 分钟，每 10 分钟可重复或加倍给药，最大剂量 300 mg；或初始剂量注后按 2～8 mg/min 的速度持续静脉滴注。若收缩压＞230 mmHg 或舒张压＞140 mmHg，按 0.5 mg/（kg·min）的速度开始静脉滴注硝普钠。

（6）用药后 45 分钟时检查舌和唇以判定有无血管源性水肿，如果出现，立即停药，并给予抗组胺药物和激素。

（7）静脉溶栓后，继续综合治疗，根据病情选择个体化方案。

（8）溶栓治疗后 24 小时内不用抗凝、抗血小板聚集药。开始给予抗凝或抗血小板聚集药之前，在 24 小时时复查 CT。24 小时后无禁忌证者可用阿司匹林 300 mg/d，共 10 天，以后改为维持量 50～150 mg/d（继发脑或全身大出血者停用）。出现轻度皮肤黏膜及胃出血应停用，出血停止 1 周后继续给予维持量。不能耐受阿司匹林者口服氯吡格雷 75 mg/d。

（9）延期放置鼻胃管、导尿管或动脉内测压导管。

5）抗凝治疗

对于大多数脑梗死患者来说，抗凝治疗并未显示明显疗效。早期抗凝治疗可能导致梗死灶内出血，故对一般急性脑梗死患者不推荐常规立即使用抗凝剂。如无出血倾向、严重肝肾疾病及血压＞180/100 mmHg 等禁忌证时，下列情况可考虑选择性使用抗凝剂：①心源性脑栓塞患者，容易复发卒中。②缺血性卒中伴有蛋白 C 缺乏、蛋白 S 缺乏、活性蛋白 S 抵抗等易栓症患者；症状性颅外夹层动脉瘤患者；颅内外动脉狭窄患者。③卧床脑梗死患者，可使用低剂量肝素或相应剂量的低分子肝素预防深静脉血栓形成和肺栓塞。常用抗凝剂为肝素和华法林。肝素是急性抗凝治疗的首选药物，华法林用于长期抗凝治疗。

（1）肝素：成人首次剂量以 4 000～6 000 IU 为宜。以后一般以肝素 12 500～25 000 IU 溶于 10% 葡萄糖液 500～1 000 ml，静脉滴注，每日 1 次，使用 1～2 天。以后根据病情及实验室检查结果调整药量。出血性疾病、活动性溃疡病、严重肝肾疾患、感染性血栓及高龄患者忌用。

（2）双香豆素：可在使用肝素的同时口服，第 1 天 200～300 mg，以后维持量每日 50～100 mg，治疗天数依病情而定。治疗中应使凝血酶原指数在 20%～30%，或凝血时间（试管法）维持在 15～30 分钟。应经常检查有无血尿及其他出血倾向，如有出血立即停药，并用鱼精蛋白静脉滴注对抗。

（3）华法林：第 1 天给药 4～6 mg，以后每日 2～4 mg 维持。

（4）藻酸双酯钠：研究表明该药具有抗凝、降低血黏度、降血脂和改善微循环的作用。常用剂量为每日 1～3 mg/kg 静脉滴注，10 天 1 个疗程。目前认为，该药疗效确切、显著，无明显不良反应及出血倾向，是治疗脑血栓形成比较理想的药物。

抗凝治疗的主要并发症是出血，不论使用肝素还是口服抗凝药物均有致出血的可能。使用较大剂量普通肝素（UFH），平均每天出血率为 2%。大部分 UFH 治疗导致的出血均轻微，平均每天较大量出血率小于 1%，平均每天致死性出血率约 0.05%。综合 25 项研究的分析表明，华法林治疗中，平均每年的致死性出血率、大出血率、小出血率分别为 0.6%、3.0% 和 9.6%，但与各研究显示的出血率相差较大。长期口服抗凝药物并发出血的危险率在 2%～10%，死亡危险率在每年 0.1%～1%。

抗凝治疗并发出血可发生在消化道、泌尿道、皮肤、黏膜和颅内。虽然颅内出血较少见，仅占 0.6%～2%，但常常是致死性的，有报道颅内出血致死率高达 60%。

诱发出血的危险因素主要有：

（1）抗凝治疗的脑梗死患者如存在高血压或梗死面积较大，

特别是严重高血压或出现中线移位甚至脑疝时，是导致出现出血转化的重要因素。

（2）抗凝剂的种类：住院患者应用 UFH 治疗的平均每天出血率高于应用华法林治疗者，而低分子肝素（LMWHs）、类肝素的出血发生率低于 UFH，原因包括：①LMWHs、类肝素抑制血小板的作用低于 UFH，因为前两者与血小板的结合率较低。②LMWHs、类肝素不会增加微血管的通透性。③LMWHs、类肝素对内皮细胞、高分子量的冯威勒布兰特（von Willebrand）因子及血小板等的亲和力较低，所以它们对血小板与血管壁之间的相互作用的干扰可能较小。

（3）抗凝治疗的强度：Turpie 等用不同强度的华法林治疗两组心脏瓣膜病的患者，3 个月后，较小强度治疗组出血率为 6%，而较大强度治疗组出血率为 14%，两组的治疗效果无明显差异。其他一些研究也表明，较小强度抗凝治疗的出血率低于较大强度抗凝治疗者。

（4）抗凝治疗的给药方法：UFH 间断应用出血率高于连续应用，因为间断应用可致 UFH 浓度急升骤降，骤然上升的 UFH 含量增加了出血的可能。

（5）抗凝治疗的时程：有研究表明，抗凝治疗的早期出血率较高。

（6）其他：高龄、卒中史、消化道出血史、近期心肌梗死、肾功能不全、严重贫血、心房颤动等都会增加出血的危险性。

为避免或尽量减少出血，应在用药之前、用药过程中及用药之后做好血凝状态的监测。使用肝素应测定 APTT 或凝血时间，凝血时间 >30 分钟或 APTT >100 秒均表明用药过量。口服抗凝药物需测定凝血酶原时间（PT）和 INR。INR 保持在 2.0～3.0 较少出血风险，国内认为 PT 应保持在 25～30 秒，凝血酶原活性应在正常值的 25%～40%。INR >5.0、PT 超过正常的 2.5 倍

（正常值为 12 秒）、凝血酶原活性降至正常值的 15% 以下或出现出血时，应立即停药。

2007 年，更新的美国《成人自发性脑出血处理指南》对抗凝剂导致的脑出血的处理做出如下推荐。

（1）中和华法林作用的措施包括使用维生素 K_1、新鲜冰冻血浆（FFP）、凝血酶原复合物浓缩液和重组活化Ⅶ因子（rFⅦa）。维生素 K_1 采用 10 mg 静脉给药。静脉注射有引起变态反应的轻微风险，起效更缓慢的皮下注射可降低这种风险。因维生素 K_1 需要数小时（至少 6 小时）才能使 INR 恢复正常，所以它不应单独使用。FFP 能补充被华法林抑制的维生素 K 依赖性凝血因子，纠正 INR 较维生素 K_1 快，但要达到推荐剂量 15 ~ 20 ml/kg 需输注大量血浆，这不但需要花费数小时才能完成（有血肿继续增大的潜在风险），而且会导致血容量超负荷和心力衰竭。此外，FFP 中的凝血因子浓度存在很大差异，因此，不同批号 FFP 的效果无法预测。结果：尽管其他所有凝血因子可由 FFP 替代，但循环中的Ⅸ因子可能仍然维持在较低水平而不能完全止血。由于受到这些限制，使输注 FFP 的方法变得不够切合实际。凝血酶原复合物浓缩液含有高浓度的维生素 K 依赖性凝血因子（Ⅱ、Ⅶ和Ⅹ），Ⅸ因子复合物浓缩液含有因子Ⅱ、Ⅶ、Ⅸ和Ⅹ，这些制剂较 FFP 具有输入量更少和纠正凝血障碍更迅速的优点，缺点是有发生血栓栓塞并发症的风险。rFⅧa 能使华法林抗凝患者的 INR 迅速恢复正常。由于 rFⅦa 的半衰期较短（2.6 小时），有时需要反复注射 rFⅦa 使 INR 维持在正常范围。鉴于自发性脑出血患者接受 rFⅦa 治疗后血栓栓塞的并发症风险显著增加，所以有理由担心在有栓塞倾向的患者（如心脏瓣膜置换术后或慢性心房颤动患者）中使用这种促凝剂可能会有更高的风险。尚需进行 rFⅦa 和其他各种治疗方法治疗华法林相关性脑出血的随机对照实验。

（2）对于静脉应用肝素引起的脑出血，治疗上应用鱼精蛋白使 APTT 迅速恢复正常。推荐剂量为 1 mg/100 IU 肝素，需要根据最后一次肝素的给药时间调整剂量。如果肝素已停用 30 ~ 60 分钟，鱼精蛋白的剂量应为 0.5 ~ 0.75 mg/100 IU 肝素；如果肝素已停用 60 ~ 120 分钟，鱼精蛋白的剂量应为 0.375 ~ 0.5 mg/100 IU 肝素；如果肝素已停用 >120 分钟，鱼精蛋白的剂量应为 0.25 ~ 0.375 mg/100 IU 肝素。鱼精蛋白应缓慢静脉注射，速度不超过 5 mg/min，总剂量不超过 50 mg。快速注射可引起严重的系统性低血压。《成人自发性脑出血处理指南》没有提及使用 LMWHs 导致脑出血的处理，有人认为可采用盐酸鱼精蛋白，1 IU 盐酸鱼精蛋白能中和 4 A Xa ICU LMWHs。

UFH 可与内源性血浆蛋白（如富含组氨酸的糖蛋白、玻璃体结合蛋白、纤维连接素）相结合，还可与由激活的血小板释放的血小板因子Ⅳ相结合，与 von Willebrand 因子的高分子量聚合体相结合。UFH 与血浆蛋白相结合可降低其抗凝活性，因其与 AT$_{\text{III}}$ 相互作用很弱，而且肝素结合蛋白的血浆浓度存在很大变异性而致 UFH 的抗凝作用不能预测，所以使用治疗剂量 UFH 时，应进行严格的监测。LMWHs、类肝素有较好的生物利用度、呈非剂量依赖性清除作用以及与肝素结合蛋白亲和力低等特性，使它们的抗凝作用较 UFH 更可预测，因此，除肾功能不全及体重超过 80 kg 或低于 50 kg 的患者外，其他患者一般无须进行监测。文献中很少提及使用 LMWHs 时实验室监测的问题。有一篇报道比较血透时使用 LMWHs、UFH 的监测结果，LMWHs（速碧林）用量为 175 A Xa ICU/kg，UFH 组首先给予 2 000 ~ 4 000 IU，随后静脉滴注 1 000 IU/h，两小时后测凝血时间，LMWHs 组为 15.6 分钟，UFH 组为 31.6 分钟，APTT 分别为 43.4 秒和 72 秒，4 小时后 APTT 分别为 31.3 秒和 54.9 秒。LMWHs、类肝素较少激活血小板，与血小板因子的亲和力低，从而减少复合物形成，故它们诱导的血小板减少发生率明显低于 UFH，但对已确诊为 UFH 诱导的血小板减少症者不宜使用 LMWHs，而类肝素达那肝素钠已成功地用于 UFH 诱导的血小板减少症患者。应用 LMWHs 超过 5 天应监测血小板，如发生血小板减少，则应立即停药。

6）降纤治疗

降纤治疗是通过降解血浆中的纤维蛋白原，增强纤溶系统活性，抑制血栓形成，达到迅速溶解血栓的作用。可供选择的药物有降纤酶、巴曲酶和蚓激酶等。巴曲酶用法：监测纤维蛋白原不低于 100 mg/dl 条件下，巴曲酶加入生理盐水 250 ml 静脉滴注共 3 次，剂量分别为 5BU/d 或 10BU/d，5BU/d，隔日给药。

降纤治疗可用于各类急性脑梗死患者，特别是有高纤维蛋白原血症者。

7）改善脑的血液供应

血液稀释疗法：是通过改变血细胞比容和全血黏度，降低血管阻力，增加脑血流达到治疗目的。此法疗效肯定，治疗时一般把血细胞比容降低为 30% ~ 33% 为宜。血液稀释分为等容量、高容量和低容量三种，选择何种方法要因人而异。临床上以前两种应用较多。①高容量稀释（扩容稀释），方法为每日静脉滴注低分子右旋糖酐 500 ~ 1 000 ml，连续 7 ~ 14 天。其他扩容剂如 706 代血浆、白蛋白等亦可选用。颅内压增高及心功能不全者禁用。同时要注意变态反应。②等容量稀释，其方法为每日静脉滴注低分子右旋糖酐 500 ~ 1 000 ml，连续 7 ~ 14 天，同时另一静脉放血每日 250 ~ 400 ml，直到血细胞比容为 30% ~ 33%。

血管扩张药物：疗效尚不肯定。用药原则是：症状轻微者发病后可立即使用或 3 周以后血管调节恢复正常时使用。颅内压增高者或低血压者禁用。常用药为：

（1）罂粟碱：30 mg，每日 2 ~ 3 次，肌内注射，或 60 ~ 90 mg 加入 5% 葡萄糖液 500ml 内静脉滴注，每日 1 次。

（2）烟酸：50～100 mg 每日 3 次口服，或 200～300 mg 加入 5% 葡萄糖液 250 ml 静脉滴注，每分钟 30～50 滴，每日 1 次，2～3 周为 1 个疗程。

（3）5% 碳酸氢钠：200～400 ml 静脉滴注，每分钟不超过 60 滴，每日 1 次，2 周为 1 个疗程。

（4）硝苯地平：10 mg，每日 3 次，同时可静脉滴注丹参注射液。

（5）尼卡地平：每日 60 mg，口服加静脉滴注，15 天为 1 个疗程，是治疗脑血栓有发展前途的药物。

（6）东莨菪碱：0.3～0.6 mg 加入 5%～10% 葡萄糖液 300～500 ml 中静脉滴注，每日 1 次，10 天为 1 个疗程。

（7）硫酸镁：用 25% 硫酸镁穴位注射，主穴大椎，配内关、曲泽、三阴交、足三里等穴。每次选大椎，配瘫痪侧上、下肢各两穴，每穴注射硫酸镁 1 ml，每周 3 次，5 次 1 个疗程，肌力达 IV 级即停止治疗，一般用 2 个疗程。日本学者证明，硫酸镁治疗能够改善局部脑血流，而且有预防和治疗的双重作用。

（8）其他：己酮可可碱 0.1 g，每日 3～4 次口服；桂利嗪（脑益嗪）25 mg，每日 3 次口服；或氟桂利嗪（西比灵）5 mg，每日 1 次口服；环扁桃酯（抗栓丸），每次 200～400 mg，每日 3～4 次口服；长春西汀（卡兰）5 mg，每日 3 次口服，适用于脑梗死、脑出血后遗症与脑动脉硬化的治疗；活血素 2～4 ml，每日 2 次，适用于脑梗死、脑动脉硬化、偏头痛的治疗。

8）介入治疗

现有经皮腔内血管成形术、超选择性动脉内溶栓术，已用于临床。另经皮血管腔内斑块切除术和超声血管成形术尚处于试验阶段。

9）抗自由基治疗

缺血可导致自由基大量产生，自由基连锁反应是脑缺血的核心病理环节，再灌流后使这一连锁反应激化，引起神经组织膜损伤，通透性增加，代谢障碍，脑水肿，细胞坏死。①自由基生成抑制剂：可抑制体内自由基生成；有钙离子拮抗剂，尼莫地平30 mg，每日 3 次口服；桂利嗪 25 mg，每日 3 次口服；地尔硫䓬30 mg，每日 3 次口服。②自由基清除剂：甘露醇；维生素类：常用的为维生素 E 和维生素 A；肾上腺皮质激素、莨菪碱等。

10）恢复期、后遗症期的治疗

治疗原则是促进肢体、语言、智力恢复，预防再梗死。

（1）胞磷胆碱（CDPC）：实验证明 CDPC 能促进脑神经细胞的恢复，阻止继发病变的发生。常用剂量为每日 0.5～0.75 g静脉滴注，10～14 天 1 个疗程。急性或亚急性期疗效优于恢复期，无明显不良反应。

（2）阿米三嗪萝巴新（都可喜）：都可喜作用于颈动脉窦化学感受器，兴奋呼吸，加强肺泡毛细血管间的气体交换，提高动脉血氧分压，尤其增加大脑组织氧供应，促进大脑组织葡萄糖有氧代谢。有抗缺氧及改善脑代谢和微循环的作用，能改善大脑皮质电活动及精神运动表现和行为，增强并改善脑细胞功能。提高智力、记忆力、注意力、集中力和逻辑推理能力。用法为口服，每日 1～2 片。不良反应罕见，偶有恶心及昏睡感。过量可有心动过速、低血压、气促、呼吸性碱中毒。国内试用认为本品对脑缺血性头晕、老年性痴呆有一定疗效。治疗脑梗死能增强上、下肢肌力及步行力，治疗后氧分压增加。治疗经 CT 证实的脑梗死患者，对智能、行为有明显的改善作用，能促进肢体运动功能恢复，总有效率为 80%。

（3）二氢麦角碱（弟哥静）：为麦角碱类血管扩张剂，含乙烷磺酸双氢麦角毒，能促进神经细胞对葡萄糖的利用。用于急性脑梗死及其后遗症。1 mg，每日 3 次，饭后口服。较重患者可增至每次 2 mg。个别有腹泻等消化道反应。

（4）脑活素：该药参与激活神经细胞恢复功能，促进大脑成熟。可提高大脑抗缺氧能力，保护中枢神经系统免受有毒物质的侵害。能较好地改善脑代谢与脑功能。可用于恢复期的治疗。用法：成人常用 10~30 ml 稀释于 250 ml 5% 葡萄糖液或生理盐水中缓慢静脉滴注，60~120 分钟滴完。每个疗程 10~20 次，依病情而定。若每日给药，则每个疗程 8~10 次。

（5）高压氧：用 2 个大气压 * 的高压氧舱治疗 1.5~2 小时，每日 1 次，10 次为 1 个疗程。目前有学者主张用含有二氧化碳的高压混合氧疗效更佳。

（6）椎管内注射神经生长因子：神经生长因子是神经系统最重要的生物活性蛋白之一。它主要作用于神经系统，参与调节神经元的发育和分化，维持其正常功能，促进其损伤后的修复。对脑血管病的治疗有一定的效果。

（7）体外反搏治疗：体外反搏是一种非创伤性改善心脑血液循环的有效疗法。体外反搏时四肢充气加压，可使脑血流增加，静脉血回心量明显增加，左心室排出量增加，还可使血液黏度降低，增加脏器灌注与血流速度。

（8）紫外线照射充氧自体血回输疗法：采患者静脉血 150~200 ml，经血液辐射治疗仪，接通氧气，并经紫外线照射后将其回输给患者，隔日 1 次，连续 5 次为 1 个疗程，1 周后可重复 1 个疗程。治疗者可降低血黏度，改善微循环，增加组织血流量。

（9）外科手术治疗：该疗法使阻断的血液循环再建，已开展的手术有动脉内膜剥离修补术及血管重建术两类。

（10）其他治疗：低分子右旋糖酐、曲克芦丁（维脑路通）、羟基淀粉 40 氯化钠、复方丹参注射液、川参注射液（川芎及丹参注射液）、丹红注射液（丹参、红花）、脉络宁（含玄参、牛

---

* 1 个大气压 =0.1 MPa。

膝等）复方注射液、藻酸双酯钠（PSS）等均可应用。在恢复期和后遗症期可长期口服抗血小板凝聚药、氟桂利嗪、尼莫地平、PSS、复方丹参片、曲克芦丁、Svate－3 号冲剂及中药，如消栓再造丸、消栓口服液、脉络通冲剂、脑得生片、华佗再造丸、人参再造丸等。此外，选用针灸、理疗等，加强语言、肢体功能锻炼，以促进康复。

（11）康复治疗：康复期应积极加强对高血压动脉硬化、高脂血症、糖尿病的治疗。对已有动脉硬化的患者，要防止血压骤降、脑血流缓慢、血液黏度增高等因素，因此，应继续坚持药物治疗，定期复查。对偏瘫的肢体应尽早进行神经功能锻炼，鼓励患者做主动或被动肢体伸屈和肩、肘、腕及各手指小关节的活动。晨起散步、打太极拳。在肢体神经功能恢复的同时，可配合针灸、按摩、理疗等。失语的患者，应进行语言训练，如开始练习发声，让患者讲"啊""咿"等，逐步引导练好讲单字、单词、短句；也可采用中药活血化瘀、通经活络。康复期如果再度出现 TIA 发作，如颜面部、口角麻木，单侧上下肢麻木无力，头晕等症状应从速就医治疗，预防本病复发。

3. 脑栓塞

治疗包括两方面，一是治疗脑栓塞，二是治疗原发病。

（1）一般处理：一般病员应采取平卧位或头稍低位，以利脑部血液供应。如病员意识不清，其一般治疗同脑出血。

（2）降颅内压：伴有颅内压增高者可选用脱水剂，由于栓子来源常由于心脏病，应用甘露醇、山梨醇时应慎重，有心力衰竭或肾功能不全者禁用；利尿剂或高渗葡萄糖，可用 50% 葡萄糖 40ml，静脉注射，每日 4 次，呋塞米 20 mg，肌内注射，每日 2~3 次，或依他尼酸 25 mg 口服，每日 3 次。

（3）抗凝治疗：预防随后发生栓塞性卒中，房颤或有再栓塞风险的心源性病因、动脉夹层或高度狭窄的患者，可用肝素预防再栓塞或继发性血栓形成，栓塞复发的高度风险可完全抵消发生出血的风险。最近证据表明，脑栓塞患者抗凝治疗导致梗死区出血很少给最终转归带来不良影响。治疗中要定期监测凝血功能并调整剂量。肝素和华法林用法见本章第二节。抗血小板聚集药阿司匹林也可试用，可能预防再栓塞。

（4）抗血小板聚集剂：常用阿司匹林、双嘧达莫、磺吡酮等，应早期重视使用。

（5）抗感染：对亚急性感染性心内膜炎、败血症及其他感染所致脑栓塞，应积极抗感染治疗。通常用大剂量青霉素加链霉素，也可选用头孢菌素。最好是根据药物敏感试验来选择适当的抗感染药物。

（6）其他：血管扩张药、脑细胞营养剂同脑血栓形成。有条件者可使用高压氧疗法。

（7）治疗原发病：治疗原发病即病因治疗，可预防脑梗死再发。如心源性栓塞患者需卧床休息数周，以减少复发，同时纠正心律失常，控制心率，防治心力衰竭。空气栓塞则应头低位并卧向左侧，避免气体继续进入左心室及脑部；对脂肪栓塞可静脉滴注低分子右旋糖酐 500ml 或 5% 碳酸氢钠 250ml，每日 2 次。

4. 腔隙性脑梗死

（1）控制高血压：对有高血压的患者应长期服用降压药物，以降低发病率；对已有腔隙性梗死或 TIA 发作史者，更应注意控制血压，以防再次复发。如患者处在急性发病期，降压应慎重，以防止血压下降过快而导致脑血流量下降，加重脑组织缺氧。

（2）抗凝治疗：目前对腔隙性脑梗死是否需要抗凝药物治疗还有争议。Fisher 等人认为单纯感觉性卒中患者，其动脉病理变化为脂肪透明变性，红细胞可渗出血管外，如应用抗凝药物，可诱发出血，故抗凝药物属禁忌范围。而单纯性轻偏瘫患者，往往有多次 TIA 发作史或病情逐渐进展，可试用抗凝药物。但目前多数认为腔隙性脑梗死患者禁忌使用抗凝药物，以防止出血的发生。

（3）抗血小板药物：对有高血压者，禁忌抗凝治疗和长期应用抗血小板药物。目前主张短期应用小剂量阿司匹林（50 mg）或双嘧达莫治疗。

（4）扩血管药物：其临床疗效尚难做出明确结论，总的趋向是用于恢复期或作为预防性药物。

5. 脑分水岭梗死

脑分水岭梗死（CWI）治疗与一般脑梗死的治疗相同。针对引起 CWI 的诱因进行治疗，纠正低血压，高血压适当降低，治疗和预防颈动脉狭窄及动脉粥样硬化，治疗心脏病。并注意下列几点：

（1）保持呼吸道通畅：通过血氧饱和度和氧分压测定发现低氧血症的患者，要给予吸氧治疗，如果仍不能纠正者，辅以机械通气。

（2）抗感染：有感染的证据和有明显的意识障碍时要使用抗生素。

（3）纠正血糖：对于糖尿病患者或应急性糖尿病均应积极控制。

（4）扩容：补足血容量，腹泻患者更应积极对因治疗。

（5）改善微血液循环。

【预防与调护】

（一）预防

中风病是临床常见的、多发的内科急症之一，且复发率高。本病的发生常为多种致病因素长期作用的结果，发病前常有诱发因素，因此预防本病的发生具有重要意义。预防本病要从以下几个方面入手。

1．加强体育锻炼，强壮正气

正气存内，邪不可干。平时宜生活规律，起居有常，饮食有节，忌食肥甘厚味、辛香炙烤之物，调畅情志，保持心情舒畅，适当增减衣服，防止外感，并结合个人情况，经常进行太极拳、内养功等锻炼，以增强体质。

2．药物预防

（1）风阳上扰者，用潜阳熄风煎加味。药用羚羊角、珍珠母、龟甲、天麻、葛根、玳瑁、生槐花、天竺黄、生地黄、秦艽、胆南星，水煎服。肝肾阴虚者，加服六味地黄丸；便秘者，加肉苁蓉、阿胶、胡麻仁。一般服至症状消失，减量，再巩固一段时间为宜。

（2）痰浊阻滞者，用化痰通络汤或半夏白术天麻汤加减。药用法半夏、郁金、天麻、白术、陈皮、丝瓜络、旋覆花。本方用量一般取常用量，直至症状消失为止，改服人参健脾丸巩固。

（3）肾虚血瘀者，用补肾活络汤加减。药用何首乌、枸杞、益母草、麦冬、白蒺藜、黑豆、丹参、黄精。本方用量不宜太大，至症状改善后，改服丸剂调治。

（4）气虚血瘀者，用补阳还五汤加味。药用生黄芪、生白术、当归身、川芎、红花、党参。本方药用量，黄芪宜重用，一般 15～45 g，一个月服药 10 天为 1 个疗程，渐至症状消失，再巩固一段时间为宜。

3．心理调治

经常保持心情愉快，增强战胜各种困难的决心和信心，适当参加各种有益身心健康的文艺活动等。

（二）调护

急性期患者宜卧床。痰涎壅盛、频繁呕吐者，使其取侧卧位，并可拍患者后背，帮助排痰，必要时吸痰；伴有抽搐者，宜加床栏，以防其坠床，以咬牙垫防舌咬伤，床单宜平整。需密切观察病情，重点观察神志、瞳神、气息、脉象、血压等情况。昏迷者宜记 24 小时出入量；若体温超过 39℃可用物理法降温，并警惕抽搐、呃逆、呕血及厥脱等变证的发生，做好抢救准备。对昏迷 3 天以上，病情稳定者，可鼻饲混合奶、蔬菜汁等保证一定的营养供给。保持呼吸道通畅，防止肺部、口腔、皮肤、会阴、眼部等感染。神志清醒的患者首先应安定情绪，增强战胜疾病的信心，其次应尽早地进行主动和被动的肢体语言等功能的康复训练，从日常生活的必需动作开始，循序渐进，持之以恒。饮食宜清淡而富有营养，忌辛辣、油腻，起居有常，劳逸结合，并视情况可配合健身操、太极拳等锻炼，以防复发。

第二节　出血性中风

由于颅内各种原因引起的突然出血，称为出血性中风，包括脑出血、蛛网膜下腔出血（SAH）、高血压脑病等。本病亦属中医学的"中风"范畴。

【病因】

现代医学认为，脑出血系指脑实质内出血。临床上常概括为损伤性和非损伤性两大类。非损伤性脑出血，又称原发性或自发性脑出血，多指脑内的动脉血管病变、坏死、破裂而引起的出血。

原发性脑出血病因以高血压动脉硬化为主，占脑出血的大多数。高血压和动脉硬化可使脑小动脉形成粟粒状动脉瘤，在血压骤升时，这些动脉瘤可能破裂出血。高血压脑出血 80%以上发生于大脑壳核及其邻近内囊，其次是脑桥、小脑与大脑半球皮质下白质区，大多数脑出血起始于壳核，可形成血肿，同时可见脑室积血及 SAH。可见脑出血向对侧移位及脑干扭曲或脑疝形成，常见的出血部位是脑干、内囊，血液亦可随下行纤维流入中脑、脑桥。

SAH 主要是由动脉瘤引发，仅占所有卒中的 3%，却占卒中死亡人数的 5%。引起 SAH 的原因主要为先天性颅内动脉瘤及动静脉畸形的破裂，两者合计占全部病例的 57% 左右。其他原因为：高血压脑动脉粥样硬化引起的动脉破裂、血液疾病（如白血病、血友病、恶性贫血、再生障碍性贫血、血小板减少性紫癜、红细胞增多症等）、脑基底异常血管网病、各种感染引起的脑动脉炎、肿瘤破坏血管、结缔组织疾病等。

先天性动脉瘤是因血管壁中层发育不良引起，常形成囊状，黄豆或胡桃大，多发部位是大脑基底动脉环的大动脉分支处，环的前半部较多发。高血压及动脉硬化可引起梭形及粟形动脉瘤，常见于脑底部较大动脉的主干。脑血管畸形多位于大脑半球穹隆面的大脑中动脉分布区，当血管破裂或血液渗流入蛛网膜下腔后，大量积血或凝血块积聚于脑基底部，影响脑脊液循环，引起脑水肿及颅内压增高，从而压迫颅神经，尤其动眼神经；亦可刺激和压迫脑皮质，引起癫痫样发作或肢体瘫痪；亦可伴发脑血管痉挛。脑血管痉挛是 SAH 的严重并发症，多发生在出血后 4～12天，可产生脑水肿、局限神经功能障碍，甚至并发脑梗死和脑疝。

中医学认为，出血性中风属中医"中风"中脏腑范畴。其与中经络不同处，中脏腑者常有神志不清而病重。其病因亦不外乎风、火、虚、痰等四端。与缺血性中风相比，诸因作用更强。

中风中脏腑可分脱证、闭证两大证，闭证又分阳闭证、阴闭证两证。风、火、痰太甚可伤正气，或正气太虚，以致正气虚脱，阳浮于上，阴竭于上，阴阳即将离决，不但见神志不清，且有"亡阳"（休克）之象，真气暴绝，元阳将脱而形成脱证，生命垂危，必须立即抢救。闭证者元阳尚足，而邪气暴盛。阳闭者以肝阳暴张、阳升风动，气血上逆，夹痰火上蒙清窍，而致昏迷、面赤身热、气粗口臭等；阴闭者火不盛，反见寒湿内盛之象，如静卧不烦，四肢不温，面白唇青等。一热一寒，以此区别。

中风后遗半身不遂，言语不利、口眼歪斜等，是由风痰流窜经络，血脉痹阻，血瘀气滞，经络不通，气不能行，血不能荣而致。

【诊断要点】

（一）临床表现

1. 脑出血

发病年龄 50 ~ 70 岁，多数有高血压病史，寒冷季节多发，多有剧烈情绪变化、排便、饱餐等诱因。

起病急骤，绝大多数患者出现不同程度的意识障碍，并伴有头痛、恶心、呕吐等急性颅内压增高症状。重症者迅速进入深昏迷，呕吐咖啡状胃内容物，面色潮红或苍白，双侧瞳孔不等或缩小，呼吸深沉，鼾声大作，大小便失禁或潴留。

根据出血部位可相应的出现神经系统症状和体征。

1）基底节区出血

为高血压性脑出血最好发的部位，约占脑出血的 60%。而该区又以壳核出血为最多见，系豆纹动脉破裂所致，约占脑出血的 60%。由于出血经常波及内囊，临床上又称为内囊出血。根据症状，分为轻重两型：

轻型：多属壳核出血，出血量一般为数毫升至 30 ml，或为丘脑出血，出血量仅数毫升，出血限于丘脑或侵及内囊后肢。主要表现：

（1）急性起病的头痛、恶心和呕吐。

（2）一般无意识障碍或有嗜睡、昏睡。

（3）病灶对侧有轻偏瘫。

（4）病灶对侧可出现偏身感觉障碍及偏盲。

（5）优势半球出血可出现失语。

重型：多属壳核大量出血，向内扩展或破入脑室，出血量为30～160 ml，或丘脑较大量出血、血肿波及内囊或破入脑室。主要表现：

（1）急性起病的剧烈头痛。

（2）频繁呕吐，可伴胃肠道出血，吐出咖啡色样胃内容物。

（3）意识障碍严重，呈轻昏迷或深昏迷，鼾声呼吸。

（4）病灶对侧完全偏瘫。

（5）大多数患者脑膜刺激征阳性。

（6）两眼球可向病侧凝视或固定于中央位，丘脑出血患者两眼球常向内或内下凝视。

（7）病情进一步发展，血液大量破入脑室或损伤丘脑下部及脑干，昏迷加深，可出现去大脑强直症状。

（8）脑水肿进一步加重，可发生颞叶沟回疝或枕骨大孔疝，病灶侧瞳孔散大，或两侧瞳孔散大，呼吸功能障碍等。

2）脑叶出血

又称皮质下白质出血，占脑出血的15%，仅次于壳核出血。发病年龄11～80岁不等。中青年的脑叶出血多由脑血管畸形或脑动脉瘤破裂所致，老年人主要见于高血压脑动脉硬化血管破裂。临床症状可分为三组：无瘫痪及感觉障碍者约占25%，出现头痛、呕吐、脑膜刺激征和血性脑脊液，仔细检查还可发现与病变部位相应的体征，如偏盲及象限盲，各种类型不全失语和精神症状；有瘫痪和躯体感觉障碍者，约占65%，出血多位于额、顶叶，临床表现虽有偏侧体征，但上、下肢瘫痪程度或运动与感觉障碍程度明显不等；发病即昏迷者，出血量大，约占10%。脑叶出血多数预后良好。

3）丘脑出血

丘脑出血较少，占5%～10%。主要为丘脑膝状体动脉或丘脑穿通动脉破裂出血，前者出血位于丘脑外侧核，后者位于丘脑内侧核。症状和病情取决于出血量的大小，但该部位出血有其特殊表现：可有丘脑性感觉障碍，出现对侧半身深浅感觉减退、感觉过敏或自发性疼痛。另外，还可出现丘脑性痴呆，如记忆力和计算力下降、情感和人格障碍等。有时出现眼球活动障碍如双眼垂直性活动不能，两眼常向内或内下方凝视。若出血量大时，除了上述症状，还因血肿压迫周围组织，出现类似于壳核出血的临床表现，病情重，预后不佳。丘脑出血量少者，除了感觉障碍外，无其他表现，有的甚至没有任何症状。

4）脑桥出血

重症常迅速波及双侧，瞳孔呈针尖样，中枢性高热，双侧面瘫和四肢强直性瘫痪。出血破入第四脑室时呈深昏迷、高热、抽搐、呼吸衰竭而死亡。轻症常累及单侧，表现交叉性瘫痪，即病灶侧面瘫、外展麻痹或面部麻木，对侧上下肢瘫痪，头和双眼偏向健侧，双眼凝视。

5）中脑出血

轻者可表现为一侧或两侧动眼神经不全瘫，或Weber综合征；重者昏迷，四肢软瘫，迅速死亡。

6）小脑出血

暴发型者常突然死亡。多数突感后枕部疼痛、眩晕、呕吐、复视、步态不稳、眼震，而无肢体瘫痪。病情常迅速恶化进入昏迷。后期因压迫脑干可有去大脑强直发作，或因颅内压升高产生枕骨大孔疝而死亡。

7）脑室出血

可由脉络丛血管破裂引起，但大多数是由脑出血时血液破入脑室所致。常于起病2小时内陷入深昏迷，四肢弛缓性瘫痪，或出现中枢性高热、去大脑强直、顽固性呃逆、瞳孔忽大忽小或左右不等、皮肤苍白或发绀、血压下降，多在24小时内因呼吸循环衰竭而死亡。

2. 蛛网膜下腔出血

任何年龄都有发病，脑血管畸形破裂多发生在青少年，先天性颅内动脉瘤破裂多发生在青年，动脉硬化性动脉瘤破裂则多在老年。绝大多数患者突然起病，可有用力、情绪激动等诱因。半数出现不同程度的意识障碍，最常见的症状是突然剧烈头痛、恶心、呕吐、短暂意识不清。最主要的体征是脑膜刺激征阳性，一般刚发病时不明显，6小时后出现，但高龄老人和体胖者可不明显。颅神经损伤以一侧动眼神经麻痹最多见，少数有短暂或持久的单瘫、偏瘫、失语等。个别极重型的出血，可很快进入昏迷，出现去大脑强直，可因脑疝导致呼吸衰竭而死亡。

（二）实验室及其他检查

1. 腰穿脑脊液

脑出血和蛛网膜下腔出血者的脑脊液大多含红细胞和压力增高（脑出血中约20%可不含红细胞）。

2. 脑超声波

脑出血有中线波移位。

3. CT、MRI

脑出血可见出血病灶，蛛网膜下腔出血除少数外亦可见到出血部位，高血压脑病可见弥漫性大脑半球白质的低密度改变。

【治疗】

（一）中医治疗

1. 辨证论治

（1）阳闭证型：突然昏倒，不省人事，牙关紧闭，口噤不开，两手握固，二便闭塞，肢体拘挛，以及面赤身热，气粗口臭，躁扰不宁。舌苔黄腻，脉弦滑而数。治宜辛凉开窍，清肝熄风。方药：羚角钩藤汤加减。羚羊角粉 1 g，石决明 30 g，钩藤 12 g，生地、白芍各 15 g，夏枯草、黄芩、僵蚕、菊花、浙贝各 9 g。局方至宝丹或安宫牛黄丸 1 粒。先以局方至宝丹或安宫牛黄丸灌服或研末和水鼻饲，以辛凉透窍，待患者醒后用上方煎后，冲羚羊角粉送服。

（2）阴闭证型：突然昏倒，不省人事，牙关紧闭，口噤不开，两手握固，二便闭塞，肢体拘挛，以及面白唇青，痰涎壅盛，四肢不温，静卧不烦。苔白腻、脉沉滑缓。治宜辛温开窍，除痰熄风。方药：导痰汤加味。半夏、胆南星、枳实、茯苓、石菖蒲各 9 g，陈皮 6 g，甘草 3 g，钩藤 12 g，苏合香丸 1 粒。先以苏合香丸温开水化开灌服或用鼻饲法，以温开透窍，再服上方。

（3）脱证型：突然昏倒，不省人事，目合口张，鼻干息微，手撒肢凉，汗多，二便自遗，肢体软瘫。舌痿，脉微弱。治宜扶正固脱，益气回阳。方药：参附汤加味。人参 9 g（另煎）或人参粉 6 g，制附子、炙甘草、五味子各 9 g，龙骨、牡蛎各 30 g，黄芪、五味子各 15 g。

2. 中成药

（1）安宫牛黄丸：每次 1 丸，每日服 2 次。

（2）局方至宝丹：每次 1 丸，每日服 2 次。

（3）脑血康（由动物类活血化瘀药物提取研制而成）：每次

10 ml，每日 3 次，口服（昏迷患者可鼻饲）。

（4）清开灵注射液：6 ml 加 10% 葡萄糖液 500 ml，每日 1 次静脉滴注。适用于急性期。

（5）复方丹参液：8 ml 加 5% 葡萄糖液 500 ml，每日 1 次静脉滴注。适用于恢复期。

（6）苏合香丸：每次 1 丸，每日 2 次。用于阴闭者。

（7）参附针：10 ml 加入 50% 葡萄糖液 40 ml 静脉注射，每日 2~4 次。用于脱证者。

3. 单方、验方

（1）生地、丹皮、泽泻、茯苓、枣皮、牡蛎、龙骨、竹茹、白芍各 12 g，山药 15 g，石菖蒲 9 g，远志肉 6 g。水煎服。用于脑出血，症见猝然昏倒，面部发红，喉间痰鸣辘辘，牙关紧闭。

（2）当归、赤芍、合欢皮各 12 g，桂枝、木瓜、地龙干各 45 g，鸡血藤、夜交藤各 30 g，桃仁、黄芩、炒六曲各 9 g。水煎服，适用于中风后遗症。

（3）乌龟 3 只，冰糖 5 g。将乌龟头切下取血，碗中放入冰糖共隔水炖熟食，每日 1 料。适用于脑卒中后半身不遂，四肢麻木。

（4）黑豆 500 g 洗净，加水煮汁，煎至稠为饴膏状。用时先含于口中不吞，片刻后再吞下，每日数次。适用于脑卒中不语。

（5）冬麻子 30 g，荆芥穗 10 g，薄荷叶 6 g，白粟米 100 g。先将荆芥穗、薄荷叶煎汤取汁。用此汁研冬麻子，滤过后下白粟米煮粥，空腹食之。每日 1 料。适用于脑卒中后言语謇涩，手足不遂。

（6）香蕉皮或果柄 30~60 g。煎汤服，能防治脑出血。

（7）芹菜（或蓬蒿菜、荠菜、马兰头、藕、绿豆等）适量，经常服食，能预防脑出血。

3. 针灸治疗

针灸对脑出血有很好的疗效。急性期闭证,针十宣(出血)、百会、合谷、丰隆、涌泉。脱证,针百会、人中、合谷、足三里。后遗症期可选风池、下关、颊车、地仓、肩髃、曲池、外关、合谷、环跳、风市、阳陵泉、悬钟等。偏瘫侧用轻刺激,健侧用强刺激。

4. 推拿疗法

按摩患侧肢体,可防止关节变形、肌肉萎缩,手法多为㨰揉法、按法、搓法和擦法等。

(二)西医治疗

1. 脑出血

本病的治疗原则是防止继续出血,保持呼吸道通畅,降低颅内压,注意防治水和电解质紊乱,防治并发症。

1)一般处理

(1)患者注意休息:保持安静,绝对卧床,避免搬动。

(2)保持呼吸道通畅:患者若有意识障碍,应采取侧卧位,头部抬高,及时吸痰。必要时气管插管或气管切开,并间歇吸氧,以减轻脑缺氧。

(3)保持营养及水、电解质平衡:病初适当静脉补液支持,每日补液量 1 500~2 000 ml,不宜超过 2 500 ml,以能量合剂较为理想。若 48 小时后意识有好转,可试进流质,少量多餐,以维持营养。及时进行血钾、血钠、血氯和二氧化碳结合力的检查,供纠正水、电解质失衡时参考。

(4)预防并发症:按时给患者翻身、拍背,有尿潴留者,应留置导尿管,并做膀胱冲洗。

2)控制血压

血压应维持在(150~158)/(90~98)mmHg,降低血压要慎重,要参考原来的血压水平选用适当的药物,使血压逐渐降低至脑出血前原有水平或稍偏高即可。

3）控制脑水肿，降低颅内压

（1）抬高头位：为控制颅内压力增高，常规采用 20°～30°头高位。研究表明，头位每增高 10%，颅内压力平均下降 0.13 kPa。同时注意补充足够的液体，避免使用对平均动脉压有影响的药物，使脑灌注压保持在 10 kPa 或更高。

（2）过度换气：过度换气可降低动脉血二氧化碳分压（$PaCO_2$），使脑血管收缩，颅内压下降。脑疝发生致呼吸停止时，应立即开始过度换气，尽可能用呼吸机，给纯氧，流量11～12 L/min，人工呼吸频率为 20 次/分，维持 $PaCO_2$ 3.33～4.67 kPa，动脉血氧分压（PaO_2）13.3 kPa。

（3）高渗脱水剂

甘露醇：静脉给药可提高血浆渗透压，有强烈的渗透性利尿作用。用量为 20% 甘露醇 250 ml 快速静脉滴注，每 4～6 小时 1 次。注意其可加重心脏的负担，促进排钾、排钠。

甘油：10% 甘油溶液为高渗脱水剂，不发生反跳作用，体内代谢能产生热量，脱水作用维持 8～12 小时。

呋塞米：用 20～40 mg 静脉推注或肌内注射，有抑制脑脊液生成的作用，对脑水肿作用好。

高渗盐水：用 10% 高渗盐水 20 ml 配制成 5% 静脉注射，10 分钟内完成，降颅内压作用可维持 12 小时。

高渗葡萄糖：常用 50% 高渗葡萄糖液 60～100 ml，于 10 分钟内静脉注射，每 4～6 小时 1 次。

4）糖皮质激素的应用

可减少脑脊液生成并降低毛细血管通透性，抑制垂体后叶抗利尿激素分泌，稳定溶酶体而减轻脑水肿，在脑出血最初 3 天内防治脑水肿有利，远期疗效并不理想，且有引起应激性溃疡的不良反应。可选地塞米松 10～20 mg，每日 1 次，最好与甘露醇、呋塞米联合应用。目前多数学者主张地塞米松用 5~7 天。此外可配成激素利尿合剂，如 5% 或 10% 葡萄糖液 500 ml 加地塞米松 10~15 mg 加 25% 硫酸镁 8~10 ml，加氨茶碱 0.25 g 静脉滴注，每日 1 次，效果较好。

5）止血剂

多数患者凝血机制无障碍，一般认为止血剂无效。但对脑实质内多发点状出血或渗血，特别是并发消化道出血时，可用西咪替丁 0.4 g 静脉滴注，每日 1~2 次。亦可选用 6 - 氨基己酸、酚磺乙胺等。

6）营养、水和电解质的补充

昏迷第 1~2 天，禁食，静脉补液，每日补 1 500~2 000ml，如高热、多汗加量，注意速度要慢，注意补充钾盐。1 天后，如仍昏迷不能进食，可鼻饲低盐流质饮食，注意补充热量、维生素，纠正水、电解质、酸碱失衡。

7）抗生素

对于昏迷时间较长且并发感染的部分患者，针对可能查明的致病菌正确地选用抗生素。

8）防治并发症

定时翻身、拍背、吸痰，加强口腔护理。尿潴留可导尿或留置导尿管，加强呼吸系统、循环系统、消化系统、泌尿系统、压疮等并发症的防治。

9）手术治疗

在 CT、磁共振引导下做颅内血肿吸除术。此法仅在局麻下施行，手术本身损害少，对各年龄组及有内脏疾病者均可进行。抽出血肿后，用尿激酶或精制蝮蛇抗栓酶反复冲洗，从 CT 结果看，血肿、脑水肿及脑占位效应可在短期消失，效果显著优于保守治疗，是一个有前途的手术方法。对小脑、脑叶、外囊出血者应及时争取手术治疗。脑干出血者禁用。

10）恢复期治疗

恢复期治疗主要是瘫痪肢体的功能恢复锻炼，失语者应积极进行言语训练，应用改善脑循环及代谢的药物，并配合针灸、理疗、按摩、推拿等治疗。

11）康复治疗

脑出血稳定后宜尽早进行康复锻炼，包括肢体和语言功能的训练等，有助于预防并发症、促进康复、减轻致残程度和提高生活质量。

2. 蛛网膜下腔出血

本病的治疗原则是制止出血，防治继发性血管痉挛，去除引起出血的病因和预防复发。

1）一般治疗

去除病因。急性期应绝对卧床安静休息 3 ~ 4 周，保持呼吸道通畅，避免一切可引起血压和颅内压增高的因素。便秘者可用开塞露、液状石蜡或缓泻剂，病重及尿潴留者给予导尿等。

2）降低颅内压

蛛网膜下腔出血者使用脱水剂要慎重，因本病系脑表面血管破裂，随着大量强脱水剂的快速应用，脑组织向心性收缩，周围缺乏支持，破裂血管可能被牵拉而加重出血。可选用药物有 20% 甘露醇 250 ml 加压静脉滴注或与 50% 葡萄糖注射液 60 ml 加入呋塞米 40 mg 静脉推注，每 6 小时交替使用。严重失水和颅内高压时可行颈动脉内注射 20% 甘露醇 40 ~ 60 ml，从而使脑组织脱水对全身影响减小。昏迷深或出现脑疝早期征象时可每 2 小时使用一次脱水剂，或 2 ~ 3 种脱水剂联合交替使用。如肾功能不全亦选用呋喃苯胺或依他尼酸。颅内压增高不明显、神志清者可口服 50% 甘油 100 ml，每日 3 次或直肠灌注 20% 甘油 200 ml，20% 甘露醇 200 ml。其他脱水剂有 25% 山梨醇、10% 复方甘油、地塞米松等。但不宜选用尿素，因可增加血中非蛋白氮使颅内出血加重。

3）止血剂

主张用较大剂量纤维蛋白溶解抑制剂，除能阻止动脉瘤或静脉畸形破裂处凝血块溶解，达到止血作用外，尚有预防其再破裂和缓解脑血管痉挛作用，常用的药物有：

（1）6 - 氨基己酸（EACA）：4 ~ 6 g 溶于 100 ml 生理盐水或 5% ~ 10% 葡萄糖中静脉滴注，15 ~ 30 分钟滴完，以后持续静脉滴注，每小时 1 g，维持 12 ~ 24 小时，以后每日静脉滴注24 g，持续 7 ~ 10 天，后改口服、逐渐减量，共用 3 周左右。

（2）抗血纤溶芳酸（PAMBA）：抗血纤溶芳酸可控制纤维蛋白酶的形成。每次 200 ~ 400 mg 溶于 5% ~ 10% 葡萄糖液500 ml 内静脉滴注，每日 2 ~ 3 次，持续 2 ~ 3 周。

（3）其他止血剂：酌情适当选用，如氨甲环酸（MCHA）、仙鹤草素溶液、卡巴克洛、酚磺乙胺及云南白药等。

4）镇痛镇静

如头痛严重、烦躁不安、抽搐者，可给予颅痛定、喷他佐辛（镇痛新）、异丙嗪（非那根）、可待因等。亦有人主张用普鲁卡因 1 g、双氯麦角碱（海得琴）0.6 mg 加入 100 ml10% 葡萄糖液静脉滴注改善自主神经功能。对一般止痛药无效，头痛剧烈或意识障碍逐渐加重，无偏瘫者，有人认为缓慢放出少量脑脊液，有利于降低颅内压，减轻血性脑脊液的刺激，改善症状，减少脑膜粘连的作用，应谨慎小心进行。每次放液宜缓慢少量（＜5ml），如有效可隔 4 ~ 5 天重复 1 次。腰穿放液应注意穿刺前最好给予20% 甘露醇 250 ml，加压静脉滴注，放液量应为 2 ~ 3ml，放液时缓慢取出针芯或不完全取出，避免过快而导致脑疝。抽搐者给予地西泮、苯巴比妥、苯妥英钠治疗。但不宜用对呼吸有抑制的吗啡、哌替啶。

5）抗脑动脉痉挛

蛛网膜下腔出血者脑血管痉挛的发生率很高，以往多认为蛛网膜下腔出血后的"再次出血"实际上多数为脑血管痉挛。迄今为止治疗脑血管痉挛尚无特殊方法，关键在于早期预防。可用以下方法。

（1）尼莫地平：30 mg 或硝苯地平 10 mg，每日 3 次口服。重者可用异丙肾上腺素 2 mg、利多卡因 0.5 g 分别加入 5% 葡萄糖液 500 ml 中静脉缓慢滴注，每分钟 10～20 滴，并根据心率情况适当调整滴数。

（2）其他：给予氨茶碱、罂粟碱、利血平、苯氧苄胺、低分子右旋糖酐等改善微循环。

6）对症治疗

可选用抗生素防治感染，维生素 C、维生素 B_6 及能量合剂对症治疗。

7）预防再出血

一般首次出血后 2 周内为再出血高峰，第三周后渐少，临床上 4 周内视为再出血的危险期，故须绝对卧床。避免激动、用力咳嗽或打喷嚏，低盐少渣饮食，保持大便通畅。

8）手术治疗

主要目的是去除病灶，争取根治，防止再出血。

（1）血肿消除术：无论何种原因，当并发脑内血肿，特别是大量出血者，应争取时机早期手术，消除血肿，有利于降低颅内压防止脑动脉痉挛。

（2）病变血管手术：动脉瘤和血管畸形者，除高龄（60 岁以上）或全身情况较差、病情极重外，均应做手术治疗。孕妇一般在分娩后手术。间接手术法有颈动脉结扎、颈内动脉肌肉填塞等。直接手术法有畸形血管切除、电凝、供血动脉结扎、人工栓塞、动脉瘤颈夹闭或结扎等。

（3）脑脊液分流术：本病并发脑积水伴有痴呆者，可行脑脊液分流术。选用脑室—心房或脑室—腹腔分流手术。

9）康复治疗

蛛网膜下腔出血治愈后复发率高，故康复期仍应采取预防再出血和促进神经功能恢复的护理措施。首先应劝导患者保持平和的心态，遇事要冷静，切不可激动和过度的兴奋（如高声歌唱、愤怒等）。医护人员及家属不可与患者交谈易引起激动、忧伤、恐惧内容的人和事。病愈出院，不宜突然通知，以防过度兴奋。日常生活要保持大便通畅，多食用水果、蜂蜜、木耳等。病情痊愈后，切忌从事过重的脑力、体力劳动或剧烈的体育活动等。女性患者 2 年内避免妊娠。

【预防与调护】

预防脑出血的发生和再发，关键是控制高血压病，定期监测血压，有规律地接受降压药物治疗等。适当地锻炼身体，如太极拳、太极剑等。平时老年人应生活规律，劳逸结合，心平气和，戒除烟酒，以防诱发高血压性脑出血。脑出血的急性期病死率虽高，但如能及时抢救，合理治疗，坚持康复训练，约有半数或更多的患者可以存活，半数以上的患者可重获自理生活和工作能力。本病在急性期除积极抢救外，还应加强护理，要给患者多翻身，防止压疮、肺部和尿路感染。对吞咽功能不全的患者，进食时要防止食物误入气管，食物应低盐、清淡、易消化。尽早进行康复锻炼，如按摩、被动运动，以促进功能的恢复和代偿，减轻后遗症。此外，要克服急躁、悲观的情绪，预防再次发生脑出血。

第四章　脊髓疾病

第一节　急性脊髓炎

急性脊髓炎是非特异性、横贯性脊髓炎。其临床特点为脊髓横贯性损害，出现病变部位以下的运动、感觉障碍和膀胱、直肠括约肌功能障碍及自主神经功能障碍。一年四季均可发生，青壮年发病较多。本病属中医"痿证"范畴。

【病因】

现代医学认为，本病病因不明，大多可能是病毒感染及疫苗接种后的自体免疫反应，或其他中毒、过敏等原因所致脊髓急性炎症。

中医学认为，本病系由湿热浸淫，肝肾不足，筋脉失养而发病。

【临床表现】

多为青壮年。病前数天常有上呼吸道感染症状或有疫苗接种史。受凉、劳累、外伤为发病诱因。

脊髓症状起病较急，胸段脊髓炎常突然发生腰背痛、腹痛或胸腹部束带感，双下肢麻木无力，逐渐出现活动失灵。颈段受累出现四肢瘫及呼吸困难。腰段则发生双下肢软瘫。三者均出现大小便障碍及病变水平下的感觉障碍。部分患者瘫痪始自足部，迅速向上蔓延，以致呼吸麻痹而死亡。查体为脊髓休克期，患肢肌张力降低，腱反射消失，病理反射阴性。其后肌张力增高，腱反射亢进及低体束征阳性。脊髓病变水平以下各种感觉减退或消失，或有感觉过敏带。病变水平以下少汗或无汗、皮肤水肿或干燥脱屑、指甲松脆，或有霍纳综合征。

【诊断要点】

1. 急性或亚急性起病。

2. 完全或不完全脊髓横贯性损害症状。

3. 排除了视神经性脊髓炎、脊髓出血和脊髓压迫症等疾病。

4. 脑脊液正常或蛋白及细胞轻度增高。

【鉴别诊断】

1. 急性感染性多发性神经炎

该病为周围性瘫痪并有脑神经损害，感觉障碍多不明显，脑脊液有蛋白—细胞分离现象。

2. 脊髓压迫症

此病亦可出现脊髓横贯性损害，起病缓慢，运动及感觉障碍，两侧常不对称，多有椎管阻塞征象。

【治疗】

（一）中医治疗

1. 辨证论治

（1）湿热浸淫：腰背肢体困重酸痛，胸腹如箍，双下肢麻木不仁，瘫软无力，胸闷纳呆，小便不利。舌质红，苔黄腻，脉滑数。相当于脊髓休克期。治宜清热利湿。方药：二妙散加减。苍术、生薏苡仁、泽泻、当归、怀牛膝、赤芍各 12 g，黄柏、萆薢各 10 g，茯苓 15 g，丹参 30 g。或清燥汤加减。当归、生地黄、猪苓、泽泻、苍术、党参、怀牛膝、赤芍、炒白芍、麦冬各 12 g，黄连 6 g，黄柏、红花各 10 g，茯苓 15 g，生黄芪 30 g。

（2）肝肾亏虚：病程日久不愈，形体消瘦，双下肢大肉脱陷，肢瘫挛缩畸形，头晕耳鸣，肌肤干燥少泽，排尿无力或频数失禁。舌质红，苔少，脉沉细数。相当于恢复期。治宜滋阴清热，补益肝肾。方药：虎潜丸加减。醋龟板 30 g，盐黄柏、知母、阿胶各 10 g，熟地 20 g，制首乌、炒杜仲、当归、锁阳、白芍各 12 g，怀牛膝 15 g。

（3）肺肾两虚：由下肢瘫痪始，迅速向上蔓延，出现四肢瘫，呼吸困难，言语低微，心悸唇青，二便失禁或潴留。舌质淡红或暗，脉细数。相当于上升性脊髓炎。治宜益气滋肾，强筋壮骨。方药：四物汤加味。当归、麦冬、苍术各 12 g，熟地、牛膝各 15 g，黄柏、川芎、人参、知母、五味子、白芍各 10 g，黄连 6 g。

2. 中成药

（1）知柏地黄丸：每服 1 丸，日服 2 次。

（2）二妙丸：每服 6 g，日服 2 次。

（3）八珍丸：每服 1 丸，口服 2~3 次。

3. 单方、验方

（1）党参、杏仁、麦冬、麻仁、桑枝、南沙参、北沙参各 9 g，石膏 12 g。高热、口渴、有汗者重用石膏 30 g，知母、生地各 12 g；呛咳少痰、咽燥较甚者加前胡、桑白皮各 9 g，瓜蒌皮 12 g。

（2）五加皮水煎代茶饮，或泡酒服。

4. 针灸治疗

取肾俞、伏兔、环跳、风市、足三里、阳陵泉、承山、悬钟为主穴。手法：用弱刺激每日 1 次，10 次为 1 个疗程。

（二）西医治疗

1. 一般治疗

由于肢体瘫痪、感觉缺失、大小便不能控制和皮肤营养障碍等综合因素，加强护理，防治并发症极为重要。经常翻身拍背预防压疮发生。瘫痪肢体被动运动，加强功能锻炼。饮食宜多吃蔬菜含维生素食物。不能吞咽者，应给予鼻饲。呼吸困难者应早期吸氧、吸痰，必要时做气管切开或人工辅助呼吸。

2. 药物治疗

（1）激素治疗：肾上腺皮质激素有抗炎、抗毒、抗过敏、防止产生蛛网膜粘连等作用。可用氢化可的松 100 ~ 300 mg 或地塞米松 5 ~ 20 mg 加入 5% ~ 10% 葡萄糖溶液内静脉滴注，每日 1 次，7 ~ 14 日为 1 个疗程，逐渐减量，改为泼尼松每日 30 ~ 60 mg 顿服，每周减量 1 次，5 ~ 6 周内逐步停用。

（2）维生素等营养神经药：B 族维生素、辅酶 A、ATP、胞磷胆碱等可加入液体中静脉滴注，并注意补充电解质，尤其是氯化钾。

（3）利尿剂：早期可酌情给予甘露醇、高渗葡萄糖等以减轻脊髓水肿。

（4）扩血管药：可给予 706 代血浆或低分子右旋糖酐加入中药复方丹参注射液，静脉滴注，每日 1 次，15 天为 1 个疗程。以改善微循环。

3. 血液疗法

（1）血浆输入疗法：健康人血浆 200 ~ 300 ml 静脉输入，每周 2 ~ 3 次，可提高免疫功能，促进神经肌肉功能恢复。

（2）紫外线照射充氧自体血回输疗法：用患者自身全血 150 ~ 200 ml 给充氧紫外线照射 10 分钟后，回输给患者。可改善微循环，利于脊髓功能的恢复，使吞噬细胞功能增强，并可杀菌、灭活细菌毒素。每周 1 ~ 2 次，5 ~ 10 次为 1 个疗程。

4. 高压氧舱

可以增加组织储量，促进有氧代谢和侧支循环，利于组织的再生和恢复。每日 1 次，20 ~ 30 次为 1 个疗程。

5. 导尿

脊髓休克期尽早给予导尿，每 3 ~ 4 小时放尿 1 次，每日用

500 ml 生理盐水加庆大霉素 4 万~8 万 U 或 0.2% 呋喃西林，进行膀胱冲洗。

6. 防治感染

选用有效抗生素预防与控制尿路和呼吸道感染，并注意激素治疗的不良反应。

7. 保持呼吸道通畅

呼吸肌麻痹造成呼吸困难应尽早气管切开机械通气，且有助于吸痰。

8. 恢复期治疗

急性期过后即加强肢体锻炼。

第二节　脊髓、延髓空洞症

脊髓空洞症与延髓空洞症是一种缓慢进展的脊髓或延髓退行性变性。发病年龄通常在 20~30 岁，男性多于女性，在病变节段出现节段性、分离性感觉障碍，下运动神经元病变及营养障碍，属于中医的"痿证"或"痹证"范畴。

【病因】

现代医学认为，脊髓、延髓空洞症的病因目前尚未完全明确，对于空洞的形成机制主要有以下几种学说：

1. 先天发育异常学说

该学说认为脊髓、延髓空洞症是一种先天性发育异常，由于胚胎期神经管闭合不全造成中央管形成障碍，或脊髓内神经胶质增生区变性形成软化灶，或是先天性血管疾患导致局部血管闭塞使脊髓缺血软化而形成空洞。支持这种观点的证据是脊髓空洞症患者常伴发其他先天性异常，如脑积水、枕骨大孔区畸形、短颈畸形、颈肋、脊柱侧后凸、脊柱裂和弓形足等。临床方面有家族发病的报道，因此也有人提出本病与遗传因素有关，但尚未形成定论。

2. 机械性脑脊液循环障碍学说

最早由 Gardner 等人提出，认为脊髓、延髓空洞的形成完全由机械因素造成。由于颈枕区先天性发育异常，第四脑室出口闭塞，妨碍了脑脊液从第四脑室进入蛛网膜下腔，转而进入脊髓中央管。脑脊液搏动性压力不断冲击脊髓中央管管壁，导致中央管逐渐扩大，最终形成空洞。

3. 继发性损害学说

脊髓、延髓空洞症常继发于脊柱或脊髓外伤、脊髓血管畸形、脊髓内肿瘤、脊髓蛛网膜炎和脊髓炎等疾病，因此有人认为脊髓、延髓空洞症是多种病因导致的继发性损害。脊髓中央区是脊髓前、后动脉交界区，侧支循环差，在各种病因作用下易发生坏死、液化而形成空洞。

目前多数学者认为脊髓、延髓空洞症不是单一病因造成的独立疾病，而是多种致病因素引起的综合征。

中医学认为，本病由于脾虚运化失常，水谷精微不能达于四肢、肌肉，筋脉肌肉失养；肾虚精髓不足，骨失所养及肝血不足，筋失所养所致。

【诊断】

1. 临床表现

起病及进展缓慢，多数于 20 ~ 30 岁发病，男性多于女性。空洞最常见于颈膨大，逐渐向胸髓扩展，少数仅发生在延髓。

病损节段相应皮区痛—触觉分离性感觉障碍，即痛觉缺失而触觉相对正常是本病主要诊断依据，部分病人因痛觉丧失而常见局部烫伤瘢痕。脊髓前角细胞损坏引起肌肉萎缩，其部位与病损节段直接有关。空洞扩大，压迫皮质脊髓束引起下肢无力，多为痉挛性不全轻瘫。如空洞内发生出血，可造成严重截瘫。病损节段可出汗过多或减少，指甲角化过度，浮肿发绀，易致溃疡，骨质脱钙产生夏科氏关节。手指（足趾）无痛性坏疽，皮肤溃疡等严重营养障碍。严重病例可有神经源性膀胱及大便失禁现象。本病常合并其他畸形如脊柱裂、脊柱侧突或后突畸形等。

延髓空洞通常是脊髓空洞的伸延。症状与体征多是单侧。常累及三叉神经、舌下神经、疑核、延髓网状结构等出现相应的症状与体征。

2. 实验室及其他检查

（1）X线检查：可发现各种畸形，如枕骨大孔区畸形。

（2）脊髓造影：显示脊髓增粗、椎管狭窄。

（3）CT检查：甲泛葡糖脊髓造影CT检查能看到枕骨大孔与扁桃体异位，延迟CT可发现偏中心位的空洞，空洞多呈长圆柱状，短者呈梭形。

（4）MRI：脊髓扫描选用 T_1 相，可区别脊髓与蛛网膜下腔，空洞多呈黑色并位于脊髓实质内，呈与脊髓长轴一致的细长囊腔，轴切面显示空洞是中心型或偏心型。

【鉴别诊断】

本病需与下列疾病鉴别：

1. 脊髓髓内肿瘤

隐匿起病，逐渐进展，早期可有节段性分离性感觉障碍，有时易与脊髓空洞症混淆。但髓内肿瘤进展较快，病变累及节段少，随肿瘤长大而出现横贯性脊髓损害的症状，膀胱功能障碍较早出现，腰椎穿刺常提示椎管有不同程度阻塞，脑脊液蛋白含量增多，可与脊髓空洞症鉴别。脊髓CT检查或MRI检查可明确诊断。

2. 颈椎骨关节病

上肢和颈、肩部可存在感觉障碍，有时可引起手部及上肢肌无力和肌萎缩，需与脊髓空洞症鉴别。但颈椎骨关节病以根性神经痛为主要表现，感觉障碍多呈神经根型，无分离性感觉障碍，一般无营养障碍，可与脊髓空洞症鉴别。颈椎 X 线片有助鉴别，MRI 检查可明确诊断。

3. 肌萎缩侧索硬化症

隐袭起病，逐渐进展，上肢肌无力和肌萎缩，可有后组颅神经功能障碍，需与脊髓空洞症鉴别。但肌萎缩侧索硬化症不引起感觉障碍，容易鉴别。

【治疗】

（一）中医治疗

1. 辨证论治

（1）脾肾阳虚：倦怠气短，面肢无力，可有疼痛，腰酸腿软，关节肿大，肌肤不仁，有痛觉减退或消失，畏寒肢冷，肌肉萎缩，可有吞咽困难，言语不利或舌肌萎缩，多汗，腹胀便溏，排尿不畅或尿失禁。舌体胖嫩，舌质淡、苔薄白，脉微弱。治法：健脾补肾。常用方：四君子汤合右归丸加减。常用药：党参、茯苓各 15 g，炒白术、山药、制附子、当归、炒杜仲各 12 g，熟地、生黄芪各 30 g，肉桂 6 g，鹿角胶、枸杞、生甘草各 10 g。可随症加减。

（2）肝肾两虚：起病缓慢，肢体痿软无力，腰脊酸软，伴有耳鸣眩晕，遗精或遗尿。舌红少苔，脉细数。治法：补益肝肾，滋阴清热。常用方：虎潜丸加减。常用药：熟地、龟板、当归、白芍、牛膝各 12 g，枸杞、锁阳、知母、黄柏各 9 g，牡蛎 30 g。

2. 中成药

（1）十全大补丸：每次 1 丸，每日 2～3 次。

（2）人参鹿茸丸：每次 1 丸，每日 2～3 次。

（3）金匮肾气丸：每次 1 丸，每日 2～3 次。

3. 单方、验方

黄芪 60 g，生地黄、熟地黄、鸡血藤各 30 g，菟丝子、女贞子、枸杞、白术各 15 g，五味子、白僵蚕、桃仁、赤芍各 10 g，巴戟天 20 g。肌肉萎缩加党参、甘草、陈皮、鹿角胶。腹满，胃纳不佳加厚朴、陈皮、焦三仙、鸡内金。

4. 针灸治疗

取穴：脾俞、肾俞、命门、肝俞、曲池、外关、合谷、足三里、阳陵泉等穴。手法为平补平泻法。每日 1 次，10 次为 1 个疗程。

5. 按摩

推拿对防治关节畸形有帮助。

（二）西医治疗

1. 支持治疗

给予 B 族维生素及神经营养药物，改善皮肤、肌肉营养障碍。防止烫伤、关节挛缩和感染、顽固性溃疡形成。

2. 放射性核素治疗

（1）口服法：先用复方碘溶液封闭甲状腺，然后空腹口服 ^{131}I－碘化钠溶液 50～200 μCi，每周 2 次，总量 500 μCi 为 1 个疗程。

（2）椎管内注射法：按常规做腰椎穿刺，取头低位 15°，注射无菌的 ^{131}I－碘化钠溶液 0.4～1.0 μCi 1ml，每 15 天 1 次，共 3～4 次。

3. 手术治疗

近年来临床上积极尝试多种手术方法，尤其是引流术和后颅窝探查术的应用，取得了良好的疗效，手术目的在于消除或减轻空洞囊腔内囊液增加时对脊髓的压迫及防止术后囊腔再次闭合致囊液聚集，手术方式有下列几种。

（1）颅后窝和上颈椎减压术：分离两侧小脑扁桃体，解除正中孔闭塞，在延髓闩部可发现脊髓中央管上口未闭，取一肌肉小球或丝线团将其阻塞。适用 Chiari Ⅰ型畸形并有延髓症状者，病程早期，疗效明显。

（2）空洞体腔引流术：近年来开展较为普遍且疗效肯定的手术方法之一，空洞液可引流至低压体腔区域如腹膜腔、胸膜腔。并发症包括引流管阻塞（常在体腔端）、脑脊膜炎、引流管感染、低压性头痛。但发生率低，而且可预防和治疗。随着手术显微镜的应用，生物材料和引流器械的发展，使颅后窝减压术与空洞体腔引流术安全有效，广泛用于临床。

（3）终室切开术：脊髓、延髓空洞症患者中央管扩张，圆锥可低至 L_3 水平，因此在扩张的中央管的最低点行引流，可使患者症状得到缓解，即在 $L_{1\sim3}$ 处椎板切除，在距圆锥 $1.5\sim2\ cm$ 处切断终丝，然后向上钳夹切除，终室切除后要确定脑脊液从中央管流出。

（4）脊髓、延髓空洞切开及空洞蛛网膜下腔引流：即利用 Redenz 脑室分流装置中脑室导管插入 $2\sim3cm$，打通空洞隔膜，固定导管，将囊液引流至蛛网膜下腔。适用于交通性及创伤性脊髓、延髓空洞症，最近应用显微外科方法，手术成功率明显提高。

（5）带蒂大网膜脊髓移位：置入空洞，可改善紊乱的脊髓血液循环，吸收液体，且有引流作用。

上述手术方式的选择应根据病情，伴明显 Chiari 畸形者首先选择颅后窝减压术加空洞分流术，空洞延至终丝部适合做终丝造瘘术，而无或轻度 Chiari 畸形者适用空洞分流术。

第五章　周围神经病

第一节　急性炎症性脱髓鞘性多发性神经病

急性炎症性脱髓鞘性多发性神经病，其病理生理尚不清楚。临床特点是肢体对称性下运动神经元性瘫痪、感觉异常和脑脊液中蛋白细胞分离现象。本病发展迅速，大多可恢复，预后良好。发病高峰多在夏末秋初，以农村儿童、青壮年为多见。本病属中医"痿证"的范畴。

【病因】

现代医学认为，本病发病机制尚未充分阐明，一般认为与病毒感染或自身免疫性疾病有关，本病大多数发病前有各种特异性或非特异性感染的病史。还有人从患者脑脊液中分离出多种病毒，更证实与病毒感染有关。病理改变主要是神经根发生水肿、充血、局灶性、小血管周围淋巴细胞浸润，神经纤维出现节段性脱髓鞘和轴索变性。颅神经核细胞变性，严重者可有前角细胞变性。本病经积极治疗预后良好，病程可在数月至一年内逐渐恢复，部分患者可留有不同程度的后遗症。少数患者可复发。合并心血管、肺部及严重呼吸障碍等并发症者，预后较差。

中医学认为，本病多因感受湿邪及脾胃虚弱、肝肾不足所致。

【临床表现】

半数以上的患者，发病前 1～4 周有上呼吸道感染、肠道感染。少数患者有不明原因发热、水痘、带状疱疹、受凉、接种疫苗史。

急性或亚急性起病，起病前数天至数周约半数患者有上呼吸道或消化道感染症状。病初常有发热、纳差及全身不适感，继而出现神经系统症状及体征。

1. 感觉障碍

常为首发症状，表现为四肢麻木或针刺样疼痛，以四肢远端为著，也可呈手套、袜子型感觉减退。

2. 运动障碍

瘫痪多自两下肢开始，可迅速向上蔓延波及腹直肌与两上肢，严重病例可累及肋间肌及膈肌，以致呼吸肌麻痹而出现呼吸功能障碍。瘫痪呈弛缓性，腱反射减弱或消失，病理反射为阴性。常合并面瘫（可双侧或单侧），其次为舌咽、迷走神经麻痹，偶尔亦可侵犯其他脑神经运动核。

3. 脑神经损害

常伴有对称性脑神经（主要是运动性脑神经）损害，以舌咽、迷走神经损害多见，其次为面神经。其他如动眼、外展、舌下、副、三叉神经等都可受累。偶可见视神经损害。

4. 自主神经症状

除肢体远端皮肤血管舒缩功能障碍，营养障碍及排汗异常外，尚可出现心动过速或过缓、心律失常、血压不稳等症状，极少数患者早期有一过性尿潴留。

【诊断要点】

1. 病前有感染史或疫苗接种史。

2. 急性或亚急性起病，四肢对称性弛缓性瘫痪，常影响颅神经、呼吸肌，末梢性感觉障碍。

3. 脑脊液有细胞蛋白分离现象。

4. 有自主神经功能障碍，电生理检查示神经传导速度减慢。

【鉴别诊断】

1. 脊髓灰质炎

多见于儿童。呈单肢体瘫痪,无感觉障碍,有明显肌肉萎缩。

2. 急性脊髓炎

有明显锥体束征及传导束型感觉障碍,可有截瘫及大小便障碍,无脑神经损害征。

3. 其他类型多发性神经炎

起病缓慢,主客观感觉障碍均明显,无脑神经损害征,脑脊液正常。

4. 周期性瘫痪

无明显感觉障碍,起病迅速,有反复发作史,发作时血清钾低和(或)心电图有低钾改变,补钾后症状迅速改善。

【治疗】

(一)中医治疗

1. 辨证论治

(1)湿热浸淫:症见肢体痿软无力,或有发热,麻木,胸脘痞满,小便短赤。舌苔黄腻,脉濡数。治宜清热利湿。方药:三妙丸加减。苍术、生薏苡仁、独活、木瓜、威灵仙各12 g,黄柏、草薢各10 g,怀牛膝、茯苓各15 g,桑枝、丹参、鸡血藤各30 g。肌肉疼痛加乳香、没药活血止痛;胸满痞闷加厚朴、枳壳各12 g,青皮10 g等,以宽胸理气;口眼歪斜加白附子12 g,白僵蚕15 g,全蝎6 g等息风通络。

(2)瘀血阻滞:症见肢体痿软无力,甚则手足俱废,肌肉麻木不仁,或有肿块压迫,或为外伤所致。舌紫暗或有瘀斑,脉沉涩。治宜活血化瘀。方药:桃红四物汤加减。桃仁、当归、赤芍、牛膝各 9 g，红花、川芎、甘草各 6 g，党参 12 g。

（3）肝肾阴亏：症见肢体痿软，甚至萎缩，难以行走。舌红，苔少，脉弦细。治宜补益肝肾。方药：六味地黄汤加减。熟地、山药、杜仲、龟板各 12 g，山萸肉、牛膝、茯苓、知母各 9 g，丹皮、木瓜各 6 g。

2. 中成药

（1）大活络丹：每次 1 丸，每日 2 次。

（2）人参归脾丸：每次 1 丸，每日 2 次。

（3）虎潜丸：每次 1 丸，每日 2 次。

（4）再造丸：每次 1 丸，每日 2 次。

3. 单方、验方

（1）西洋参、龟板各 15 g，麦冬、玉竹、石膏各 30 g，黄芪、沙参各 20 g，阿胶、知母各 12 g。水煎服，每日 1 剂。具有清热润燥，养肺滋肾之功。

（2）紫河车粉，每次服 3 g，每日 2 次。

（3）桑白皮、怀牛膝、石斛各 30 g，甘草 6 g。水煎服，日 2 次。治偏湿热伤津型。

（4）大麦芽、薏苡仁各 60 g，土茯苓 90 g。同煎为粥，煮熟后去土茯苓常服。用于湿热阻络型。

4. 针灸治疗

选穴根据患者的瘫痪情况而决定。

（二）西医治疗

1. 一般处理

急性期必须卧床休息，减少活动，给予营养丰富易消化的饮食，吞咽困难者应鼻饲。加强护理，防治压疮、呼吸道及泌尿道感染等并发症。另外，必须保持尿便通畅，必要时可给予轻泻剂、导尿等。

2. 药物治疗

主要是抑制免疫反应，改善神经的营养代谢，减轻神经损害，促进功能恢复。

（1）免疫抑制剂：在急性期可用肾上腺皮质激素，有利于控制病情，缩短病程，加快功能恢复。对肾上腺皮质激素治疗无效者，可用其他的免疫抑制剂，如硫唑嘌呤、环磷酰胺等。

（2）促进神经营养代谢：急性期就必须注意使用改善神经营养代谢的药物，以加速功能的恢复。通常给予维生素 B_1、维生素 B_6、维生素 B_{12}、维生素 C、烟酸胺或烟酸、地巴唑等。适当选用三磷腺苷或三磷酸胞苷、辅酶 A、细胞色素 C、肌苷等。

3. 维持呼吸功能

必须密切观察呼吸情况，保持呼吸道通畅，维持正常呼吸功能，防止缺氧和呼吸麻痹。

（1）吸痰：定时翻身拍背，务使呼吸道分泌物及时排出。尤其是有吞咽功能障碍者，应特别注意防止呛咳而误吸。对咳痰困难、呼吸欠通畅者，必须定时吸痰，以防止缺氧。

（2）吸氧：当出现呼吸功能降低时，及时吸氧是很重要的，必须注意呼吸肌麻痹者，如吸入高浓度的氧，可使二氧化碳蓄积。所以应进行血气分析监测，最好在吸氧前测定二氧化碳分压，以选择适当的氧浓度和流量。

（3）气管切开：气管切开适用于吞咽肌、呼吸肌麻痹者，有利于气管内分泌物排出，减少解剖无效腔，便于气体交换，可依据患者呼吸道分泌物排出的能力，呼吸频率及深浅、动脉血 pH 值而定。临床上如果经过吸痰后，呼吸道阻塞的症状仍不能解除时，应及早行气管切开，术后必须加强护理，防止感染。

（4）辅助呼吸：对呼吸肌麻痹者，用人工呼吸器进行辅助呼吸，可防止窒息及二氧化碳麻醉。如果呼吸肌麻痹发生迅速且严重，应立即胸外人工呼吸，并行气管内插管清除分泌物，以呼吸器或捏皮囊辅助呼吸，待情况好转后再行气管切开。

4. 理疗、体疗

应根据疾病的不同阶段，来选择适宜而有效的方法。

第二节　多发性神经病

多发性神经病也称末梢神经炎或多发性神经炎。多发性神经病是由各种原因所致的周围神经病，包括遗传性、感染后或变态反应性、中毒性、营养缺乏性、代谢性等。临床主要表现为四肢对称性感觉障碍、下运动神经元性瘫痪和自主神经功能障碍。本病属中医"痹证""痿证"范畴。

【病因】

常见病因包括：

1. 中毒

药物（呋喃类药物、异烟肼、磺胺类药物、链霉素、苯妥英钠、长春新碱等），化学品（有机磷农药、一氧化碳、二硫化碳、四氯化碳、苯胺等）及重金属（铅、汞、锰、铊等）中毒。

2. 营养缺乏及代谢障碍

B族维生素缺乏、慢性酒精中毒、慢性胃肠道疾病、糖尿病、尿毒症、肝硬化等。

3. 感染

伴发或继发于全身急慢性感染性疾病，如流感、麻疹、水痘、白喉、菌痢、布氏杆菌病、麻风、伤寒、钩端螺旋体病、梅毒、急性血吸虫病等。

4. 血管炎

红斑狼疮、结节病、结节性多动脉炎及类风湿关节炎等结缔组织病。

5. 遗传性

遗传性运动感觉神经病、遗传性共济失调性多发性神经病、遗传性自主神经功能障碍等。

6. 其他

癌性远端轴突病、癌性感觉神经元病、亚急性感觉神经元病、麻风及 POEMS 综合征（多发性神经病、脏器肿大、内分泌病变、M 蛋白和皮肤损害）等。

病因不同，发病机制不尽一致，如异烟肼中毒是由于该药干扰了人体对维生素 B_6 的吸收，使体内维生素 B_6 不足而致病；有机磷中毒主要是有机磷抑制了体内胆碱酯酶的活性，使之失去水解乙酰胆碱的作用，造成组织中乙酰胆碱积蓄、胆碱能神经过度兴奋后转抑制；糖尿病性多发性神经病，则是由于神经滋养血管病变和代谢障碍引起；汞及砷等中毒是毒物在体内影响了丙酮酸氧化酶的活性，继而影响了神经细胞代谢；感染因素致病的机制有的是病原体直接侵入神经，有的通过毒素的作用引起机体代谢障碍，或是血管性因素等引起周围神经损害。

病理改变主要为周围神经的髓鞘和轴索发生变性。各种病因可有选择性损害，如白喉主要病理改变为髓鞘的节段性脱失。酒精中毒则首先引起轴索变性，然后继发脱髓鞘改变，去除病因或经治疗后髓鞘与轴索均可再生，但病因不同，再生程度不一致。慢性遗传性神经炎病理改变主要为增生性，切面上可见洋葱样改变，是由于反复发生的髓鞘脱失和髓鞘再生反应，一层层增生完全是施万细胞的增生。

中医认为，本病发生多与肺、脾有关，多因外邪袭于四肢经络，素体肺、脾不足所致。

【临床表现】

因病因不同，起病和病程可有急性、亚急性、慢性和复发性之别；病情和各种功能受损程度也不同。但都具有共同的特征，即肢体远端对称性分布的感觉、运动和自主神经功能障碍。

1. 感觉障碍

肢体远端可有疼痛（刺痛、灼痛等）或各种感觉异常（麻木、蚁走感等），检查可见对称性深、浅感觉减退或缺失，典型的分布呈手套、袜子状。

2. 运动障碍

四肢远端不同程度的下运动神经元瘫痪，即肌力减退、肌张力减低、腱反射减弱或消失。肌肉萎缩在上肢以骨间肌、蚓状肌和大小鱼际肌，下肢以胫前肌、腓骨肌为明显，可出现手、足下垂。后期可发生肢体挛缩畸形。

3. 自主神经障碍

有的患者可出现皮肤发凉、光滑、菲薄或干燥、脱屑，指（趾）甲松脆，多汗或无汗等。

由于病因不同，病程可呈急性、亚急性、慢性及复发性，大部分患者症状在数周至数月内发展，受累范围由远端向近端扩展。缓解时，自近端开始向远端恢复。病因不同，神经症状的轻重也并非完全一致，如异烟肼中毒性多发性神经病以下肢远端感觉异常和减退为主，运动障碍较轻。糖尿病引起者，可表现感觉性、运动性、自主神经性或混合性神经症状，以混合性为多见，常见症状为四肢远端感觉异常、肢端夜间自发性疼痛。有机磷农药中毒者，周围神经症状在急性中毒后约15天开始出现，4～5天达高峰，主要是四肢无力，四肢末端麻木、疼痛，体查感觉障碍轻或无。感染、血清注射或疫苗接种为病因者，一般在2周后起病，可能是变态反应性疾病。麻风杆菌所引起的麻风性多发性神经病，潜伏期很长，起病缓慢，主要特点是周围神经增粗且质坚硬，以肘部滑车管中的尺神经及颈部胸锁乳突肌后的颈神经浅支最易扪及，肢体营养障碍明显，指节及趾节上出现大疱、溃疡及坏死。并发于结缔组织疾病的多发性神经病，多由血管炎引起的多数性单神经病发展而来。遗传性周围神经病的特点是起病隐匿，呈慢性进行性发展，并可有家族史。

【诊断要点】

根据对称性的四肢远端感觉、运动及营养障碍和腱反射消失，诊断并无困难。应注意各种病因引起的多发性神经炎的临床特征及实验室检查。在病史询问时应注意有否全身性疾病、代谢障碍、化学物品接触或服药史等。

1. 可有感染、中毒、营养代谢障碍、躯体慢性疾病、内分泌疾患、结缔组织疾病或癌症等病史。

2. 发病可急可缓。多表现为肢体末端对称性套式感觉障碍、下运动神经元性瘫痪和自主神经症状；腱反射多数减弱，少数可亢进。因病因和病程的不同，可有不同程度的运动、感觉或自主神经功能损害。

3. 可具有原发病的症状、体征和实验室检查所见。

4. 肌电检查可见下运动神经元性损害征象及运动、感觉传导速度变慢和（或）末端潜伏期延长。

【鉴别诊断】

1. 脊髓病变

某些脊髓病变的临床表现可类似周围神经病变，如运动神经元病、脊髓灰质炎、脊髓空洞症等，可出现下运动神经元受累的体征，但详细的病史、仔细的体格检查及肌电图检查可明确病变的分布特点，有助明确诊断。

2. 神经根或神经丛病变

通常有神经根的刺激症状，运动及感觉症状按根性或神经丛性分布，肌电图（EMG）检查对于协助判断受累神经的分布和明确诊断有重要价值。

3. 神经肌肉接头病变

如重症肌无力（MG），临床上表现为易疲劳和波动性肌肉无力，而且无感觉障碍。EMG 和神经传导速度（NCV）通常正常，而重复神经刺激（RNS）通常异常，全身型者 RNS 阳性率较高。

4. 肌病

临床也可表现为肌肉无力和萎缩，以及腱反射减弱等。但肌肉无力以近端为主，无感觉障碍，大多数人伴有肌酶谱增高。EMG 为肌源性损害可明确诊断，必要时可行肌活检。

【治疗】

（一）中医治疗

1. 辨证论治。

（1）热伤筋脉证：发热，咽痛，鼻塞流涕，下肢无力，筋脉弛缓，肌肉软瘫，心烦口渴，溲黄便结。舌苔黄，脉数。治宜清热养阴，益气活络。方药：清燥救肺汤加减。沙参、麦冬、桑叶、生石膏、阿胶、黑芝麻、甘草。表证未解加金银花、大青叶；口渴汗出加知母、生地；体倦食少加薏苡仁、麦谷芽；肢冷萎弱加桂枝、制附片；下肢无力加伸筋草、络石藤；汗出神疲乏力，加西洋参煎服。

（2）湿热阻络证：经络阻遏，四肢沉重乏力，瘫软萎废，麻木不仁，口目歪斜，胸闷，不欲饮水。大便黏滞，溲赤而短。舌质暗，苔黄腻，脉滑数。治宜清热化湿，解毒活络。方药：葛根黄芩黄连汤合三妙丸加减。葛根、黄芩、黄连、苍术、黄柏、牛膝。低热不解加肉豆蔻、薏苡仁、杏仁；胸脘痞闷加陈皮、厚朴；夏季加藿香、佩兰；手足心热，心烦口干去苍术、黄柏加龟板、生地；肢体不仁，舌紫脉涩加桃仁、红花、地龙、穿山甲、鸡血藤。

（3）脾气虚弱证：肢体软瘫，手足肿胀，肌肉疼痛或大肉陷下，面黄无华，食少腹胀，大便溏稀。舌体胖，苔薄白，脉细无力。治宜健脾益气，强筋活络。方药：补中益气汤合独活寄生汤加减。黄芪、党参、白术、升麻、柴胡、当归、杜仲、桑寄生、牛膝、细辛、独活、桂枝、川芎、白芍、生地、甘草。腰膝乏力加狗脊、五加皮，活动不灵加鸡血藤、伸筋草；伴食少便溏加茯苓、莲子肉。

（4）肝肾两亏证：筋挛，肢瘫不伸，足趾拘挛，腰膝酸软，肢体麻木或如蚁走、针刺，两目干涩，心悸、头晕耳鸣，舌体瘦质红，苔少，脉沉细无力。治宜补益肝肾，益筋壮骨。方药：虎潜丸加减。主要药物：龟板、虎骨（现用牛胫骨代替）、熟地、白芍、锁阳、干姜。阴虚有热加知母、黄柏；关节痿软加木瓜、牛膝；腰膝无力加杜仲、狗脊；关节拘挛加乌蛇。

2. 理疗

红外线、超短波、离子透入电冲击等。早期开始按摩有利于功能恢复。

3. 穴位注射

用维生素 B_{12} 100 μg 分注于曲池、内关、合谷、足三里、太冲，两侧注射，每日 1 次，10 次为 1 个疗程。

（二）西医治疗

1. 病因治疗

首要的治疗是解除病因，如药物引起的则应即刻停药；糖尿病引起者要积极治疗糖尿病；有机磷中毒引起者则应用解磷定或阿托品；重金属中毒者则用二巯丙醇（BAL）；营养障碍 B 族维生素缺乏者，应大量服用 B 族维生素等。

2. 一般治疗

急性期应卧床休息，肢体保持在功能位置，防止足下垂、压疮、肢体挛缩及畸形。给予营养丰富及多种维生素的饮食。疼痛明显者可使用各种止痛剂，如去痛片 0.5 g，每日 3 次；芬必得即布洛芬 0.2 g，每日 3 次；曲马朵 50 mg，每日 3 次；严重疼痛病例可用卡马西平 0.2 g，每日 3 次或苯妥英钠 0.1 g，每日 3 次。

3. 药物治疗

（1）神经营养药：大剂量 B 族维生素，如维生素 B_1 100 mg，肌内注射，每日 1 次；维生素 B_{12} 0.5 mg，肌内注射，每日 1 次；甲钴胺 0.5 mg，口服，每日 3 次，或 0.5 mg 肌内注射，隔日 1 次；维生素 B_6 50 mg，肌内注射，每日 1 次，或 10 ~ 20 mg 口服，每日 3 次。严重病例并用辅酶 A、三磷腺苷等药，有利于神经组织再生和功能恢复。以上疗程应在 1 个月以上。也可用肌苷、胞磷胆碱、神经节苷脂等。

（2）肾上腺皮质激素：要有选择地应用，对某些神经炎有良好的效果。如呋喃类药物中毒性神经炎，地塞米松 10 mg 加入 10% 葡萄糖液 500 ml，静脉滴注，每日 1 次。

（3）康络素钠盐：含有存在于哺乳类动物神经组织中的四种神经节苷脂，是一种复合糖酯，参与神经元的生长、分化和再生过程。具有促进神经生长，恢复神经支配功能的特性，是肌肉神经支配复活和突触接触恢复的基本因素。适用于多种原因引起的周围神经病变，常用量 20 ~ 40 mg，肌内注射，每日 1 次，20 ~ 30 日为 1 个疗程。

（4）其他：如地巴唑 5 ~ 10 mg，每日 3 次，口服；加兰他敏 2.5 ~ 5 mg，每日 1 次，肌内注射；烟酸 50 ~ 100 mg，每日 3 次，口服；地西泮 2.5 ~ 5 mg，每日 3 次，口服，或地西泮 10 mg，肌内注射，每日 1 ~ 2 次。

第六章 中枢神经系统感染性疾病

第一节　单纯疱疹病毒性脑炎

单纯疱疹病毒性脑炎（HSE）是由单纯疱疹病毒（HSV）引起的中枢神经系统病毒感染性疾病，是散发性致命性脑炎最常见的病因。国外 HSE 发病率为（4～8）/10 万，国内尚缺乏准确的流行病学资料。HSV 常累及大脑颞叶、额叶及边缘系统，引起脑组织出血性坏死和变态反应性脑损害，又称为急性坏死性脑炎或出血性脑炎。

本病属于中医"温病""温毒""头痛""癫狂"等病证范畴，乃湿热邪毒外袭，化火入营，上扰清窍，引动肝风所致。

【病因】

现代医学认为，单纯疱疹病毒性脑炎由 DNA 疱疹病毒感染引起，该病毒可分为两个抗原亚型，即 I 型和 II 型。I 型病毒主要通过嗅神经和三叉神经侵入脑组织，常选择性地损害额叶基底部和颞叶，以成人及少年儿童感染为多。II 型病毒主要见于新生儿，与生殖道的感染有关，病变主要累及颞叶、边缘系统和额叶，亦可累及枕叶，常呈不对称分布。病理改变主要是脑组织水肿、软化、出血、坏死。镜下见脑膜和血管周围有大量淋巴细胞形成袖套状，小胶质细胞增生，神经细胞弥漫性变性和坏死。神经细胞和胶质细胞核内可有嗜酸性包涵体，包涵体内含有疱疹病毒的颗粒和抗原。脑实质出血性坏死和细胞核内包涵体是本病最具特征的病理改变。

中医学认为本病的发病原因是人体正气内虚，时令温热疫邪和湿热疫邪乘虚侵袭。若感受温热毒邪，多起病急骤，变化迅速，即表现为一派里热炽盛之象，热极化火生风，可转化为内风动越之象；火热煎液成痰，可成风痰或痰热之证；若暑热燔灼不解，风、痰、火交织过盛则可因人体精气耗夺，而出现内闭外脱的危重证候，甚至引起死亡。若感受湿热毒邪，起病较缓，热势不高，缠绵难解，易化湿生痰。温热湿邪内阻，脾胃运化失调，胃气上逆则胸脘满闷、恶心呕吐，蒙蔽心包则表情淡漠、嗜睡乃至昏迷。故本病的病机转化过程主要为热、风、痰的相互转化，而热是生风生痰的原始病因。疾病的后期邪恋正虚，耗津伤阴，病及肝肾。本病的病位在脑、髓、心、肝、心包，并可涉及脾、肾，病性多为实证、热证，亦可见虚实夹杂证。

【临床表现】

任何年龄均可发病，10 岁以下和 20～30 岁有两个发病高峰。急性起病多见。25% 的患者有口唇单纯疱疹病史。前驱期有呼吸道感染史，发热、乏力、头痛、呕吐及轻度行为、精神或性格改变。

1. 神经症状

表现为头痛、记忆力减退、抽搐、偏瘫、脑膜刺激征、大小便失禁、去大脑强直等。

2. 精神症状

表现为人格改变、记忆及定向力障碍、行为异常、幻觉、妄想、谵妄、欣快及虚构等。

3. 意识障碍

早期出现嗜睡与不同程度的意识障碍。急进型单纯疱疹病毒脑炎早期有严重意识障碍，短期内可因脑水肿而致脑疝死亡。

本病病程长短不一，严重者可在数日内死亡，也有迁延达数月者。有极少数病例经治疗后 1～3 个月又复发。

【诊断要点】

单纯疱疹性脑炎的主要诊断要点是：①起病急，病情重，发热等感染征象突出。②口唇皮肤黏膜疱疹为有力佐证。③脑实质损害表现以意识障碍、精神症状和癫痫发作为主。④脑脊液常规检查符合病毒感染特点。⑤脑电图广泛异常，颞叶更为突出。⑥影像学（CT、MRI）示额、颞叶病灶。⑦双份血清和脑脊液抗体检查有显著变化趋势。⑧病毒学检查阳性。

【鉴别诊断】

本病须与中枢神经系统细菌感染、真菌感染和其他病毒感染所致脑炎如乙型脑炎、腮腺炎病毒脑炎、麻疹病毒脑炎等鉴别。

【治疗】

（一）中医治疗

1. 辨证论治

（1）痰热壅盛：高热不退，头痛剧烈，恶心呕吐，神志不清，或谵语妄动，喉中痰鸣，唇干渴饮，颈项强直，烦躁不安，四肢抽搐，舌质红绛，舌苔黄腻，脉数或滑数。治宜泻火涤痰。方药：菖蒲郁金汤加减。石菖蒲10 g，郁金10 g，栀子10 g，连翘10 g，竹叶10 g，大青叶30 g，蒲公英30 g，远志10 g，竹茹10 g，玉枢丹3 g。备选方：菖蒲饮加减。石菖蒲10 g，人参10 g，茯神15 g，远志10 g，山药10 g，珍珠3 g，琥珀3 g，胆南星5 g，天竺黄3 g，朱砂3 g，牛黄3 g，雄黄3 g。加减：若壮热口渴者，加知母、石膏；抽搐频繁者，加钩藤、全蝎；谵妄者，加礞石、石决明。

（2）痰蒙清窍：起病稍缓，表情淡漠，目光呆滞，喃喃自语，神志模糊，或见痴呆，语言不利，或见失语，口角流涎，喉间痰鸣，纳差乏力，舌质胖嫩，舌苔白，脉弦滑。治宜清热化湿，豁痰开窍。方药：菖蒲饮加减。菖蒲 10 g，人参 10 g，茯神 15 g，远志 10 g，山药 10 g，珍珠 3 g，琥珀 3 g，胆南星 5 g，天竺黄 3 g，朱砂 3 g，牛黄 3 g，雄黄 3 g。加减：若壮热口渴者，加知母、石膏；抽搐频繁者，加钩藤、全蝎；谵妄者，加礞石、石决明。

（3）痰瘀阻络：神志不明，肢体不用，僵硬强直，或震颤抖动，肌肉萎软，或见面瘫、斜视，舌紫暗或有瘀点，舌苔薄白，脉弦滑。治宜化痰活血，启窍通络。方药：涤痰汤加减。石菖蒲 10 g，僵蚕 10 g，竹茹 10 g，法半夏 10 g，茯苓 15 g，忍冬藤 15 g，丝瓜络 10 g，全蝎 5 g，郁金 10 g，远志 10 g，红花 10 g。备选方：半夏白术天麻汤加减。炙半夏 10 g，天麻 10 g，茯苓 10 g，白术 10 g，甘草 5 g，橘红 10 g。加减：瘀血为甚者，加丹参 20 g，益母草 30 g。

2. 验方

（1）黄连 6 g，厚朴 10 g，石菖蒲 10 g，法半夏 10 g，蒲公英 20 g，金银花 20 g，大青叶 30 g，竹茹 10 g，茵陈 15 g。水煎服，每日一剂，用于湿热型。

（2）石菖蒲 10 g，郁金 10 g，栀子 10 g，连翘 10 g，竹叶 10 g，大青叶 30 g，蒲公英 30 g，远志 10 g，竹茹 10 g，玉枢丹 3 g。水煎服，每日一剂，用于湿热型。

（3）羚羊角 5 g，钩藤 15 g，丹皮 10 g，僵蚕 10 g，生地黄 30 g，板蓝根 30 g，大青叶 30 g，紫雪散 3 g，全蝎 5 g，白芍 15 g，龙胆草 12 g。水煎服，每日一剂，用于风动型。

（4）龟甲 15 g，鳖甲 10 g，生牡蛎 30 g，白芍 15 g，麦冬 10 g，地龙 10 g，钩藤 15 g，忍冬藤 15 g，全蝎 5 g。水煎服，每日一剂，用于风动型。

（5）石菖蒲 10 g，僵蚕 10 g，竹茹 10 g，法半夏 10 g，茯苓

15 g，忍冬藤 15 g，丝瓜络 10 g，全蝎 5 g，郁金 10 g，远志 10 g，红花 10 g。水煎服，每日一剂，用于恢复期。

3. 其他

物理治疗，如按摩、针灸等有助于恢复期患者的恢复。

（二）西医治疗

1. 一般治疗

首先应加强蛋白质、糖、脂肪、无机盐、维生素、水分的供给，以保证营养。对昏迷、瘫痪患者应加强护理，预防压疮的发生。

2. 降颅内压药

多有颅内压增高现象，常用 20% 甘露醇 250 ml，每 4～6 小时 1 次，静脉点滴（每次在 30 分钟内滴完）；也可采用甘油、呋塞米、山梨醇等，可交替使用，同时应注意肾功能变化及水、电解质平衡，特别应注意钾的补充。

3. 类固醇

多数学者主张早期、大量、短程使用激素治疗，疗效满意。首选地塞米松 10～20 mg，加入 10% 葡萄糖液 500 ml 静脉点滴，每日 1 次，急性期过后（3～4 日或 5～7 日）逐渐减量。可口服泼尼松、泼尼松龙，共用 10～14 日。儿童用量酌减。

4. 抗病毒治疗

（1）金刚烷胺：其作用机制是阻止病毒穿入细胞或脱去外膜，低浓度药物与病毒的血细胞凝集相互作用，抑制病毒装配；高浓度则抑制早期感染，包括抑制病毒被膜与次级溶酶体膜融合。不良反应中以中枢神经系统表现最常见，包括焦虑、失眠和精神错乱等。

（2）利巴韦林：利巴韦林（病毒唑）是合成的鸟嘌呤核苷制剂，属于广谱抗病毒药物。成人口服每天 0.8～1 mg，分 3～4 次服用。主要不良反应是可逆性贫血，一般发生在用药 1 周后。

（3）阿糖胞苷：机制是通过抑制合成脱氧核糖核酸（DNA）必要成分的酶系统，从而抑制病毒 DNA 合成，发挥抗病毒作用。此药能透过血脑屏障，对 HSE 和若干其他病毒脑炎有一定疗效。但不良反应较大，如骨髓抑制等，有时甚至造成继发性感染或全身出血，所以国内多数主张用较小剂量，1～2 mg/（kg·d）（国外介绍用量为每日 4～8 mg/kg），静脉滴注或分次（间隔 12 小时）肌内注射，连用 5～10 日，必要时停药 5 日后再重复应用。

（4）环胞苷：环胞苷为阿糖胞苷的衍生物，在体内转变为阿糖胞苷，作用与阿糖胞苷相似，但不良反应较轻。成人每日 50～200 mg，溶于 5% 葡萄糖液或生理盐水 500 ml 中静脉滴注或分次（间隔 12 小时）肌内注射，5～10 日为 1 个疗程。

（5）阿糖腺苷：阿糖腺苷为同类药物中疗效较好者，不良反应亦较轻。能很好地透过血脑屏障。成人每日 15 mg/kg 左右，1 个疗程为 10 日。但因溶解度较低，每毫升液体的浓度不超过 0.7 mg（一般按 200 mg 药物，加于 500 ml 输液中静脉滴注），

（6）阿昔洛韦：其机制是此药进入体内后通过受病毒感染的细胞内病毒胸腺嘧啶激酶的作用，转化为三磷酸化合物，选择性抑制病毒 DNA 聚合酶，抑制病毒 DNA 的复制，因而阻断了病毒的生长、繁殖，应早期应用。成人每天 10～15 mg/kg，分 2～3 次静脉滴注，1 个疗程 10 日。

（7）伐昔洛韦：该药能迅速转化为具有抗病毒活性的阿昔洛韦及人体必需氨基酸 L - 缬氨酸。伐昔洛韦的重要特征是口服伐昔洛韦释出的阿昔洛韦其绝对生物利用度大于口服阿昔洛韦所达到的生物利用度（3～4.5 倍）。进食不影响伐昔洛韦转化为阿昔洛韦的生物利用度。伐昔洛韦经胃壁吸收比口服阿昔洛韦好，可能是通过活化可饱和的转运蛋白迅速摄入肠刷状缘膜，在动物组织伐昔洛韦流入肠刷状缘膜囊泡的速度比阿昔洛韦快 6～10

倍，转运蛋白对伐昔洛韦有立体选择性。使用剂量为 500 mg，每天 2 次，给药 5～10 天。

（8）更昔洛韦（DHDG）：其结构类似阿昔洛韦，但比阿昔洛韦具有更强更广谱的抗病毒作用、更低的毒性和更好的溶解度。适宜于治疗 HSV-1、HSV-2、CMV、EBV、水痘-带状疱疹病毒和 HIV 感染。国外也广泛用于治疗中枢神经系统的 CMV 感染。对阿昔洛韦耐药并有 DNA 聚合酶改变的 HSV 突变株对更昔洛韦亦敏感。抗 HSV 的作用疗效是阿昔洛韦的 25～100 倍。使用剂量是 5～10 mg/（kg·d），1 个疗程 10～14 天，静脉滴注。主要不良反应是中性粒细胞减少，并与剂量相关，是可逆的。其他不良反应有肾功能损害、骨髓抑制和血小板减少。

（9）膦甲酸钠：膦甲酸钠是焦磷酸盐的类似物，为非核苷类抗病毒药物。作用机制是直接作用于病毒核酸聚合酶的焦磷酸结合部位，抑制 DNA 和 RNA 的合成。有广谱抗病毒作用，适宜治疗所有人类疱疹病毒类和 HIV 的感染，特别对 HSV-1 和 HSV-2 均有抑制作用，细胞毒性小。使用剂量是 0.16 mg/（kg·d），连用 14 天。不良反应是肾损害、电解质异常、头痛、疲劳等。

（10）泛昔洛韦（FCV）和喷昔洛韦：泛昔洛韦是开环核苷类抗疱疹病毒药，是一种 6-脱氧喷昔洛韦双乙酸酯，系喷昔洛韦的前体药，口服后迅速转化为具抗病毒活性的化合物喷昔洛韦。该药抗病毒活性持续时间长，血药浓度高，口服 15 分钟即可达到血药峰浓度。使用剂量为口服泛昔洛韦 250～500 mg，每天 3 次，共 7 天。不良反应为头痛、恶心和腹泻等。

（11）索利夫定：索利夫定是新一代抗病毒核苷类似物，也是具有高度选择性的抗疱疹病毒制剂。使用剂量为口服 50 mg，每天 3 次，治疗 7 天。不良反应中偶见红细胞、白细胞、血细胞比容和血红蛋白下降，以及转氨酶、乳酸脱氢酶和 γ-谷氨酰转移酶、血液尿素氮、肌酐和尿蛋白升高，亦可能发生恶心、呕吐、厌食、腹泻、上腹部疼痛和胃痛。有不良反应后应立即停药。用氟尿嘧啶（替加氟、去氧氟尿苷、5-氟尿嘧啶等）治疗的患者禁止同时服用索利夫定，合并用药能引起严重的血液学紊乱，甚至可引起患者死亡。对本品有过敏史的患者禁用。

（12）西多福韦：该药是开环核苷酸类似物，能抑制病毒DNA 聚合酶，对人 CMV 有很强的抑制作用，对其他疱疹病毒如 HSV-1、HSV-2、VZV、EBV、HHV-6 及腺病毒、人乳头瘤病毒也有很强的活性。治疗剂量为 1 周 1 次静脉注射 5 mg/kg，共 2 周。其后隔 1 周注射 3~5 mg/kg，可再用数次。不良反应有呕吐、头痛、发热和潮红、蛋白尿、中性粒细胞减少、血清肌酐升高等。

5. 免疫治疗

（1）干扰素及其诱生剂：干扰素是细胞在病毒感染后产生的一组高活性糖蛋白，有广谱抗病毒活性，对宿主细胞损害极小。可用 α-干扰素，治疗剂量为 6×10^7 IU/d，肌内注射，连续 30 日；亦可用 β-干扰素全身用药与鞘内注射联合治疗。干扰素诱生剂如聚肌苷酸-聚胞苷酸、青枝霉素、麻疹活疫苗等，可使人体产生足量的内源性干扰素。

（2）转移因子：转移因子可使淋巴细胞致敏转化为免疫淋巴细胞，剂量为 1 支皮下注射，每周 1~2 次。

6. 苏醒剂

昏迷者可用乙胺硫脲、甲氯芬酯（氯酯醒）、安宫牛黄丸等，以利清醒，同时应用广谱抗生素预防呼吸道及泌尿系感染，对高热者给予物理降温及解热镇痛剂。

7. 人工冬眠治疗

对于高热、躁动不安及大剂量解痉剂不能控制的癫痫患者，应采用亚冬眠治疗（氯丙嗪 50 mg、哌替啶 50 mg、异丙嗪 50 mg

混合），每次用 1/4～1/2 量肌内注射或静脉注射。呼吸循环衰竭者禁用。可配用冰帽或四肢大血管区冰敷降温，以使患者体温维持在 35～36℃，采用本法治疗不能超过 2 周。

8. 增加机体抵抗力

维生素 C 3.0 g 加入 10% 葡萄糖 500 ml 静脉滴注；或 0.3 g、每日 3 次，口服；病情危重者可输给新鲜血 100 ml/次，每周 1～2 次。也可肌内注射丙种球蛋白或胎盘球蛋白，共同增强机体的抵抗力。

第二节 脑膜炎

病毒性脑膜炎

病毒性脑膜炎又称无菌性脑膜炎，可伴有脉络膜炎，而脑实质损害轻。引起该病的有肠道病毒（柯萨奇 A、B 组病毒，Echo 病毒）、非瘫痪型的脊髓灰质炎病毒、腮腺炎病毒、淋巴细胞脉络丛脑膜炎病毒、腺病毒、传染性肝炎病毒（黄疸期）、EB 病毒及脑心肌炎病毒等。

中医里没有病毒性脑膜炎病名，中医是根据症状不同进行辨证，把这一类病归入"温病"范畴。

【病因】

现代医学认为，本病可由多种病毒引起，常见有各种肠道病毒、腮腺炎病毒、EB 病毒、水痘—带状疱疹病毒、虫媒病毒、单纯疱疹病毒等。病毒经胃肠道、呼吸道、皮肤或结膜进入机体，在侵入部位和局部淋巴结内复制后，于病毒血症的初期经血源性途径播散至中枢神经系统以外的组织（如皮肤、肝脏、心内膜、腮腺等），偶尔进入中枢神经系统。中枢神经系统的感染发生在病毒血症的后期，即病毒在中枢神经系统以外部位多次复制后，经脉络丛进入脑脊液。

中医认为，这种疾病是由于缺乏素体正气而感受到温疫邪毒。温疫邪毒侵入肺卫，外邪进入内部，进入机体。它的发展和变化不是卫气营血的传播规律，而是温疫的传播规律。温疫是一种疾病，从口鼻进入，传播到内部，扰乱神明；或者干扰肺，上犯脑窍，蒙蔽脑神，导致脑窍闭塞，经络营卫闭阻，气血逆乱，出现昏昏欲睡、神昏、抽搐、闭证等。所有这些都表明温热和疫毒是由疾病引起的。同时，温热容易化火生痰，闭窍动风，身热嗜睡，或项强；温邪夹湿邪为病，湿困肌表，肢体疲劳；邪气阻滞脾胃，恶心呕吐；痰闭心包，表情淡漠。

【临床表现】

该病多为散在发病，亦可呈地区性流行。不同病原其季节性亦不同。肠道病毒所致者多于夏末初秋，呈小流行；腮腺炎病毒所致者则多散发于春季；淋巴细胞脉络丛脑膜炎以冬季较多见，但单纯疱疹病毒脑膜炎无明显季节性。该病可突然起病，发热、头痛或产生相应病毒所致的全身症状，并出现脑膜刺激征。可有易激惹、嗜睡，有时恶心、呕吐、畏光、眩晕、腹痛、颈背痛、喉痛，少数重症患者有抽搐或意识障碍，不自主运动，共济失调或肌无力。有些柯萨奇病毒感染出现明显的皮疹；腮腺炎病毒所致的脑膜炎，可伴腮腺炎；疱疹病毒所致脑膜炎者可伴发疱疹。

【诊断要点】

1. 病前有发热及各种原发病，如呼吸道或胃肠道感染，以及腮腺炎、疱疹、麻疹、水痘等症状。

2. 急性或亚急性发病，有明显头痛、呕吐、发热及脑膜刺激征。

3. 多无明显的脑实质局灶性损害体征。

4. 脑脊液绝大多数无色透明，细胞计数增多。除早期可有中性粒细胞增多外，余均以淋巴细胞为主。蛋白含量少数可轻度增高，糖及氯化物多正常，免疫球蛋白多有异常。

5. 可有原发病的体征及实验室检查改变。有的体液及排泄物可分离出病毒。

【鉴别诊断】

（一）结核性脑膜炎

结核性脑膜炎是较常见的亚急性或慢性脑膜炎，但也有急性起病并迅速发展的病例。脑脊液中蛋白含量常高于病毒性脑膜炎，一般为 10~500 mg/dl，但也有脑脊液常规检查、糖和氯化物含量均正常者，且由于出现脑实质受累的症状，临床易误诊为病毒性脑膜炎。脑脊液离心沉淀进行抗酸染色检查有助于诊断。

（二）肺炎支原体引起的无菌性脑膜炎

该病常有数日至 3 周左右的呼吸道感染，脑脊液检查与病毒性脑膜炎不能区别，确诊需要支原体培养阳性和恢复期血清标本抗体滴度升高。

（三）钩端螺旋体脑膜炎

有急性、慢性两种类型，常作为钩端螺旋体病神经系统损害的一部分出现，慢性者罕见。脑脊液检查早期为中性粒细胞增多，确诊需依靠抗体检测和血培养阳性。

【治疗】

（一）中医治疗

1. 辨证论治

（1）肝经风热：邪犯卫气 为病之早期，症见发热恶寒，剧烈头痛，颈项强直，食欲不振，口渴咽痛，恶心呕吐，眩晕怕光，精神萎靡，项背疼痛，腹痛腹泻，舌质红，苔白或黄，脉浮数。治宜疏风清热解毒。

方药：金银花 30 g，连翘 10 g，牛蒡子 10 g，桔梗 10 g，当归 10 g，防风 10 g，羌活 10 g，荆芥 10 g，薄荷（后下）10 g，川芎 10 g，生甘草 10 g。

（2）肝胆火炽：热盛动风身壮热，头胀痛，心烦躁动，手足躁扰，甚至瘛疭，舌质红，苔黄燥，脉弦数。治宜清肝泻火。

方药：龙胆草 10 g，黄芩 10 g，柴胡 10 g，蒲公英 15 g，生地 15 g，泽泻 10 g，车前子（包）10 g，木通 10 g，生石膏 30 g，川军 16 g。

（3）湿热：热夹湿邪，发热不退，口渴不多饮，身重脘痞，呕恶纳差，心中烦闷，腹痛腹泻，舌质红，苔黄腻，脉象滑数。治宜祛湿泻热。

方药：杏仁 15 g，滑石 20 g，通草 6 g，竹叶 10 g，厚朴 6 g，薏苡仁 6 g，半夏 10 g，草决明 10 g，木贼 10 g，蒲公英 10 g，黄芩 10 g，夏枯草 6 g。

（4）正虚邪留：热陷营血，高热不退，剧烈头痛，颈项强直，咽痛口渴，肌肉酸痛，眩晕怕光，食欲减退，腹痛或腹泻，表情淡漠，嗜睡。可有皮疹，舌质红绛，脉细数。治宜清热祛邪。

方药：生地 30 g，熟地 30 g，当归 10 g，牛膝 10 g，羌活 10 g，防风 10 g，党参 10 g，赤芍 6 g，蝉衣 10 g，黄芪 10 g。

2. 中成药

（1）清开灵注射液：清开灵 14～20 ml/d，稀释于 5% 葡萄糖溶液 200 ml 中静脉滴注，连用 1 周。

（2）板蓝根注射液：文献报道，肌内注射并口服汤药治疗 135 例流行性腮腺炎伴有脑膜炎患者，平均治愈日为 9 天。板蓝根中的嘌呤、嘧啶及吲哚类成分可能有干扰病毒 DNA 合成作用。

3. 验方

（1）疏风清热解毒方：金银花 10 g，连翘 10 g，生石膏 30 g，板蓝根 15 g，紫花地丁 15 g，薄荷 9 g，炒牛蒡子 9 g，白僵蚕 6 g，蚤休 12 g，夏枯草 12 g，生大黄 5 g。每日 1 剂，分 3～4 次服。

（2）知母 10 g，石膏 30 g，甘草 10 g，人参 15 g，粳米 50 g。先将人参单煎取液，上述三味药加冷水 300 ml 煎成 200 ml 汁液，另外将粳米洗后加冷水 500 ml，在旺火上煮后改为微火，直到成粥时，把药液并入，再煮片刻即可。每次服 150～200 ml，每日 3 次，可连服 3～5 天。

（3）薏苡仁 50 g，莲米 15 g，粳米 250 g，鲜荷叶 3 张，扁豆 30 g，白豆蔻 10 g，杏仁 20 g。先将粳米淘净放入开水锅里煮七成熟，捞入盆内，拌入白糖。把以上药物摆在荷叶上，再将粳米饭放在药上，用荷叶包好，笼蒸熟，取出扣入盘中，再撒上胡萝卜丝和小葱等，分次服食。

4. 针灸疗法

（1）体针疗法采取上下取穴法，用泻法。取穴：大椎、风府、太阳、大杼、曲池、合谷、中冲、太冲。神志淡漠，加人中、内关；呕吐者，加内关、中脘、足三里、内庭；躁动或瘛疭者，加阳陵泉、侠溪、百会。留针 30 分钟，中间行针 2 次，每日针 2 次，15 日为 1 个疗程。

（2）耳针疗法。取穴：肾上腺、内分泌、皮质下、肝、心、神门、肺、胃、脾、脑。每次选 4～6 个穴。用针刺强刺激，日针 1 次，留针 20 分钟。

（二）西医治疗

治疗主要包括对症及支持治疗，抗病毒药物治疗。

1. 对症及支持治疗

卧床休息，给予富含多种维生素的饮食。发热、头痛者可用退热镇痛药。有颅内压增高者用甘露醇等脱水剂。剧烈呕吐者应予静脉补液，预防压疮及继发感染。注意纠正水、电解质紊乱。肾上腺皮质激素的应用长期以来存有争议，近年来许多临床报告认为肾上腺皮质激素治疗病毒性脑膜炎有效，能促进患者的恢复，预防和减轻脑水肿，降低颅内压。现多主张早期应用，尤以地塞米松静脉滴注的疗效最佳。

2. 抗病毒治疗

一般先选用较安全的药物，如板蓝根注射液，每次 2～4 ml（相当于生药 1～2 g），肌内注射，每日 1～2 次；大蒜素注射液（每毫升含 30 mg），每次 90～150 mg 加入 5% 或 10% 葡萄糖溶液 500～1 000 ml，静脉滴注，每日 1 次，连续 5～10 日；吗啉胍，每次 0.2～0.3 g，口服，每日 3 次，小儿每日量 10 mg/kg 分 3 次用；或银翘解毒片每次 4～6 片，每日 2～3 次。对上述治疗无效或病情严重者则需在严密观察下选用阿昔洛韦或阿糖腺苷等。

3. 抗生素

由于在急性期常难与细菌性脑膜炎相鉴别，因此，经验性治疗常需选用某种抗生素。一旦排除细菌性脑膜炎，则可中止抗生素治疗。

化脓性脑膜炎

由化脓性细菌引起的脑膜炎症称为化脓性脑膜炎，是严重的颅内感染之一。好发于婴幼儿、儿童和老年人。本病属中医"温病""惊风""痉病"范畴。

【病因】

现代医学认为，化脓性脑膜炎的病原菌具有年龄特征，新生儿最常见的是大肠杆菌、B 族链球菌和流感嗜血杆菌 B 型等；成年人以脑膜炎双球菌、肺炎双球菌、链球菌和葡萄球菌多见。当机体抵抗力降低时，细菌经血液循环或邻近感染病灶进入颅内，部分病例感染途径不明。

不同病原菌引起的急性化脓性脑膜炎病理改变基本相同。①软脑膜及大脑浅表血管扩张充血，蛛网膜下腔大量脓性渗出物覆盖脑表面，并沉积于脑沟及脑基底池。②脓性渗出物颜色与病原菌种类有关，感染脑膜炎双球菌及金黄色葡萄球菌时渗出物呈灰黄色，肺炎双球菌为淡绿色，流感嗜血杆菌呈灰色，铜绿假单胞菌为草绿色。③脓性渗出物阻塞蛛网膜颗粒或脑池，影响脑脊液的吸收和循环，造成交通性或梗阻性脑积水。④镜下可见蛛网膜下腔大量多形核粒细胞及纤维蛋白渗出物，少量淋巴细胞和单核细胞浸润，用革兰染色，细胞内外均可找到病原菌。邻近软脑膜的脑皮质轻度水肿，重者可发生动、静脉炎和血栓形成，导致脑实质梗死。

中医认为，外因为四时温毒疫邪，内因为肌肤薄弱，脏腑娇嫩。风温合至或疫疠毒邪，多由口鼻而入，侵袭肺卫，毒邪凶猛，常致逆传心包，而致神明失主；热入营血，气血两燔而神昏、谵语、斑疹隐露；心肝郁热而项强，四肢抽搐；热耗肝肾阴血，筋脉失养于上，则耳目失灵，达于四末而肢体不用。

【临床表现】

患者常于发病前有鼻、咽喉、耳的感染或手术史，"流脑"接触史，腰穿及脊髓麻醉史，头外伤史，肺炎史或肺部感染的症状及皮肤化脓性感染病灶。有感染灶者，可能为脑膜炎的感染来源。

各种病原菌所致的化脓性脑膜炎，其临床表现大致相仿。一般起病急，有发热、嗜睡、精神错乱、头痛、呕吐等。病情重者可出现惊厥和昏迷。体检可见面色苍白发灰，双目凝视，感觉过敏，脑膜刺激征阳性（在新生儿、幼儿与昏迷患者中，脑膜刺激征常不明显）。如脑水肿严重，可有颅内压升高现象，如频繁呕吐、心率减慢及血压升高等，严重者可发生脑疝，出现瞳孔大小不等，对光反应迟钝，呼吸不规则，甚至呼吸衰竭。

【诊断】

早期正确的诊断和治疗是决定预后的关键。因此对于有发热并伴有一些神经系统异常症状体征的患儿应及时进行脑脊液检查，以明确诊断。有时在疾病早期菌血症时脑脊液常规检查正常，但此时脑脊液或血中细菌培养已为阳性，因此，1天后应再次复查脑脊液。在就诊前已经过短程、不规则抗生素治疗的化脓性脑膜炎患儿，其脑脊液细胞数可能不多且以淋巴细胞为主，涂片及细菌培养均可为阴性，此时必须结合病史、治疗过程和临床症状体征等谨慎判断。

即刻进行腰穿的禁忌证：①颅内压增高明显。②严重心肺功能受累和休克。③腰穿部位皮肤感染。对颅内压增高的病儿必须进行腰穿时，可先静脉注射甘露醇，减低颅内压后30分钟再行腰穿，以防脑疝发生。

【鉴别诊断】

（一）病毒性脑膜炎

感染中毒症状不重，脑脊液外观清亮或微混，细胞数在 $3 \times 10^8/L$ 以下，淋巴细胞增多，蛋白正常或略高，糖及氯化物含量正常。细菌学检查阴性。

（二）结核性脑膜炎

常有结核病接触史，起病较慢。结核菌素试验阳性，可伴有肺部或其他部位结核病灶。脑脊液外观呈毛玻璃样混浊，细胞数多在 $5 \times 10^8/L$ 以下，蛋白含量增高，糖及氯化物含量减少，静置 24 小时可见薄膜，将薄膜涂片可查到抗酸杆菌。

（三）流行性脑膜炎

临床表现酷似，鉴别要点主要靠流行病学资料和细菌学检查，有典型瘀斑者，流脑可能性较大。

【治疗】

（一）中医治疗

1. 辨证论治

（1）邪毒犯脑：先患有感冒、肺炎、腹泻、脐炎等，发热不退，头痛烦躁，啼哭尖叫，双目凝视，嗜睡昏迷，惊厥，呕吐，颈项强直，囟门饱满，舌红苔黄，脉滑数或指纹紫。

治宜：清热泻火，开窍醒神。

方药：羚羊角粉（冲服）1.5 g，生石膏（先煎）25 g，黄芩 10 g，黄连 1.5 g，栀子 6 g，知母 10 g，玄参 10 g，丹皮 10 g，生甘草 3 g。

（2）脓毒积脑：发热不退，头痛不止，昏睡，惊厥，囟门隆起，颈项强直，或有失明，耳聋，面瘫，肢瘫等症。

治宜：消热解毒，消痈排脓。

方药：金银花 10 g，连翘 10 g，黄芩 10 g，黄连 1.5 g，野菊花 10 g，蒲公英 10 g，皂角刺 3 g，桃仁 10 g，紫花地丁 10 g，生薏仁 10 g，决明子 10 g，竹茹 10 g，桑枝 10 g。

（3）邪恋正虚：低热起伏或体温不升，神萎嗜睡，困倦乏力，面色㿠白，口唇色淡，四肢欠温，舌淡苔白，脉虚细。

治宜：益气扶正，托里透脓。

方药：太子参 10 g，生黄芪 10 g，白芷 10 g，升麻 10 g，蒲公英 10 g，虎杖 10 g，黄芩 10 g，黄精 10 g，当归 10 g。

2. 中成药

（1）羚翘解毒丸：每服 1 丸，日服 2～3 次。用于邪在卫分。

（2）紫雪丹：每服 2 g，日服 2 次。用于邪在卫气分。

（3）安宫牛黄丸：每服 1 丸，日服 2 次。用于热入营血。

（4）局方至宝丹：每服 1 丸，日服 2 次。用于热入营血。

3. 针灸治疗

（1）体针：治法为解表泄热，熄风开窍。选穴：曲池、大椎、合谷、血海、少商、中冲、百会、印堂、人中、外关、十宣。抽搐、角弓反张取阳陵泉、太冲；呕吐加内关、膻中、太冲、中脘。

（2）耳针：选穴为肾上腺、内分泌、皮质下、肝、肺、枕、心、神门。

（二）西医治疗

1. 一般治疗

注意合理喂养，流质饮食，给易消化、营养丰富的食物。维持水、电解质和酸碱平衡。保持呼吸道通畅，及时吸痰等，保持皮肤黏膜的清洁。

2. 抗生素治疗

1）用药原则

①尽量明确病原体，根据药物敏感试验选择用药。②考虑到药物对血脑屏障的穿透能力，必须使用穿透能力差的药物同时加用鞘内注射。③足够的剂量和恰当的用药方法，脑脊液中达不到有效浓度的药物，应鞘内注射。④恰当的疗程，一般为 2~4 周。⑤脑脊液复查是指导治疗的重要依据。

2）病原菌未明者

应选择对常见的脑膜炎双球菌、肺炎球菌和流感杆菌都有效的抗生素，如青霉素加氯霉素、青霉素加氨苄西林等。

3）病原菌明确后的治疗

（1）流感嗜血杆菌性脑膜炎：对青霉素敏感又无并发症者可用氨苄西林，如耐药则改用第二、三代头孢菌素，疗程不少于 2 周。

（2）脑膜炎双球菌性脑膜炎：无并发症者用青霉素每日 30 万 U/kg，静脉注射 7~10 天，对青霉素耐药者可改用二、三、四代头孢菌素。

（3）肺炎链球菌脑膜炎：无合并症且对青霉素敏感者可用青霉素每日 30 万~60 万 U/kg 静脉分次注射，不少于 2 周，对青霉素耐药者选用头孢曲松，高度耐药者选用万古霉素和（或）氯霉素。

（4）B 族链球菌脑膜炎：选用氨苄西林或青霉素，疗程不少于 14 天。

（5）大肠杆菌、铜绿假单胞菌、金黄色葡萄球菌脑膜炎：选用头孢呋辛，疗程不少于 3 周或至脑脊液无菌后 2 周，也可联合应用氨苄西林及庆大霉素等。

3. 对症及支持疗法

保证足够的能量和营养供给，注意水电解质平衡；急性期应用肾上腺皮质激素，以减轻脑水肿，防止脑膜粘连；降低颅内压；控制惊厥；纠正呼吸循环衰竭等。

4. 防治并发症

（1）硬脑膜下积液：化脓性脑膜炎治疗过程中，如发热不降或更高，出现明显的颅内高压症，颅骨透照检查阳性，则要及早做硬脑膜下穿刺，以明确是否并发了硬膜下积液。少量积液能自行吸收，液量多时需反复穿刺。首次穿刺最好不超过 15 ml，以后每次放液不超过 20 ml，以免颅内压骤然降低引起休克。每日或隔日放液 1 次，直至积液消失。

（2）脑室管膜炎：除全身抗感染治疗外，可做侧脑室控制引流，减轻脑室内压，并注入抗生素。

（3）脑性低钠血症：限制液体入量并逐渐补充钠盐纠正脑性低钠血症。

结核性脑膜炎

结核性脑膜炎（TBM），简称结脑，是由结核杆菌感染所致的脑膜非化脓性炎症。约 6% 结核病侵及神经系统，主要发生在婴幼儿及青少年。中枢神经系统结核的高危人群包括艾滋病患者，经常接触结核传染源者，酒精中毒和营养不良者，流浪者，长期用类固醇治疗或因器官移植而用免疫抑制剂者，其他部位结核病已进入抗结核治疗的患者。

【病因】

结脑发病过程通常是患粟粒性肺结核时，结核杆菌可随血行播散到脑膜及脑。婴幼儿结脑往往因纵隔淋巴结干酪样坏死溃破到血管，结核杆菌大量侵入血循环，在脑部及脑膜下种植，形成结核结节，以后病灶破裂，大量结核杆菌蔓延及软脑膜、蛛网膜及脑室引起结核性脑膜炎。

主要病理改变为脑膜广泛性慢性纤维蛋白渗出性炎症，混浊，充血，形成粟粒样结节。脑膜炎症广泛，尤其是脑基底部、Willis动脉环、脚间池、视交叉及环池等处，脑皮质、脑血管、脊髓、脊髓膜、脑神经等都有结核病变。脑膜增厚、粘连，压迫颅底脑神经及阻塞脑脊液循环通路，引起脑积水。脑膜血管因结核性动脉内膜炎及血栓形成而引起多处脑梗死及软化。尸检发现，脑基底部渗出物100%，脑积水71%，干酪样坏死68%，脑梗死35%。

【临床表现】

该病常为急性或亚急性起病，慢性病程，常缺乏结核接触史。早期表现发热、头痛、呕吐和体重减轻，通常持续1~2周。如早期未及时治疗，4~8周时常出现脑实质损害症状，如精神萎靡、淡漠、谵妄或妄想，部分性、全身性癫痫发作或癫痫持续状态，昏睡或意识模糊，肢体瘫痪，如为结核性动脉炎引起可卒中样发病，出现偏瘫、交叉瘫、四肢瘫和截瘫等；如由结核瘤或脑脊髓蛛网膜炎引起，表现为类似肿瘤的慢性瘫痪。

体检常见颈强直、Kerni g征和意识模糊状态，并发症包括脊髓蛛网膜下腔阻塞、脑积水、脑水肿引起颅内压增高，表现为头痛、呕吐、视力障碍和视盘水肿；可见眼肌麻痹、复视和轻偏瘫，严重时出现去脑强直发作或去皮质状态。

老年人结脑症状不典型，如头痛、呕吐较轻，颅内压增高症状不明显，约半数患者脑脊液改变不典型。在动脉硬化基础上发生结核性动脉内膜炎引起脑梗死较多。

【诊断】

正确诊断取决于对结核性脑膜炎病理生理发展过程和特点的

充分认识，对其临床表现、实验室检查和影像学检查的正确评价，以及对中枢神经系统以外结核病灶的取证。由于亚临床感染的广泛存在，结核菌素试验对成年人诊断意义不大。不系统或不合理的治疗可使临床表现或脑脊液改变不典型，从而增加了诊断的难度。

【鉴别诊断】

（一）病毒性脑膜炎

轻型或早期结核性脑膜炎的脑脊液改变与病毒性脑膜炎极为相似，有时需抗结核和抗病毒治疗同时进行，边密切观察，边寻找诊断证据。病毒感染有自限性特征，4 周左右病情明显好转或痊愈，而结核性脑膜炎病程迁延，短期治疗后不易改善。

（二）化脓性脑膜炎

急性重症结核性脑膜炎无论临床表现或实验室检查均须与化脓性脑膜炎鉴别。特别当脑脊液细胞总数 $>1 \times 10^9/L$，分类多形核粒细胞占优势时，化脓性脑膜炎对治疗反应很好，病情在较短时间内迅速好转，而结核性脑膜炎治疗后不能迅速控制病情。

（三）隐球菌性脑膜炎

结核性脑膜炎与隐球菌性脑膜炎的鉴别诊断最为困难，因为两种脑膜炎均为慢性临床过程，脑脊液的改变亦极为相似。重要的是坚持不懈地寻找结核杆菌和隐球菌，以此作为诊断的证据。

【治疗】

（一）中医治疗

1. 辨证论治

（1）元气不足、气阴两虚型：面色萎黄，时有潮红，呕吐，四肢不温，虚烦，便秘，肢体瘫痪无力，时有抽搐。舌质干淡，光滑无苔，脉象细数。治宜固本培元，益气养阴。方药：固真汤合大定风珠丸加减。党参、黄芪、茯苓、阿胶、麦冬各 9 g，肉桂 3 g（后下），炙甘草 4.5 g，淮山药、白芍、地黄、麻仁各 15 g，龟板、鳖甲、牡蛎各 30 g，鸡子黄 1 枚（打冲）。

（2）脾胃虚寒、虚风内动型：吐泻日久，面色㿠白或灰滞，四肢逆冷，终日昏睡，露睛斜视，口鼻气微，肢体拘挛强直，震颤抽搐，时急时缓。舌质淡白，舌苔白滑，脉象沉缓。治宜温阳救逆，扶脾搜风。方药：逐寒荡惊汤合附子理中及止痉散。胡椒 3 g（研），炮姜 4.5 g，肉桂 4.5 g（后下），丁香 1 粒（研），熟附子、党参、白术各 9 g，甘草 3 g，伏龙肝 90 g（煎汤代水煎药），止痉散 3 g（分服）。

2. 中成药

（1）芍芎丸：水丸每次 9 g，每日 2～3 次，温开水送服。

（2）三合素片：每次 12 片，每日 2 次，口服。

（3）紫金康复丸：每次 3 丸，每日 3 次，口服。

（4）清开灵注射液或醒脑静注射液：10～20 ml 加入 10% 葡萄糖溶液 250～500 ml，静脉滴注，每日 1～2 次。

3. 单方、验方

（1）夏枯草、牡蛎、玄参、猫爪草、连翘、地丁各 15 g，海藻、泽兰叶各 9 g。炼蜜为丸，每丸重 6 g。每次 1 丸，每日 3 次，口服，小儿酌减。

（2）蜈蚣、全蝎、地鳖虫各为细末，按各等量比例混合，加入适量的黄连粉而成。每次 8 g，每日 3 次，口服，小儿酌减。

4. 针灸治疗

可选合谷、曲池、大椎、内关、足三里、三阴交，用强刺激的泻法。

5. 现代研究

由于中药抗结核的治疗效果仍在研究与总结之中，而本病对患者的危害性十分严重。故临床上，在应用中药抗结核的同时，仍联合应用抗结核的西药，才能明显提高疗效。近年来，各地已积累了一定的经验。

成药：①紫金牛酚Ⅰ（或Ⅱ），亦名紫金康复丸（为草药紫背金牛提取之长链酚，有抑制结核杆菌作用），每次3丸，每日3次，口服。②三合素（中草药制剂），片剂或丸剂，每次12片（丸），每日2次，口服。③芫芳丸（芫芳、海蜇、荸荠），水丸每次9g，每日2～3次，温开水送服。

验方：①狼毒枣（制法：狼毒1 500～2 000 g，大枣2 000 g。先将狼毒置锅中，以水浸没之，上置笼屉，将大枣放屉中，将水烧沸后，以文火保持，蒸枣2.5小时，取出即可服用之），每次10～20枚（逐渐增加），每日3次，小儿1/4至半量（杨永清经验），口服。②壁虎粉胶丸（壁虎放瓦上焙干，研细末，装胶囊），每次3～4粒（小儿1～2粒），每日3次，口服。③结核散（Ⅰ）（炮山甲45 g，蜈蚣2条，僵蚕15 g，火硝1 g，壁虎2只，全蝎2只，白附子45 g，研末装胶囊内），每次3～4粒，每日3次，儿童及体弱者酌减，口服。孕妇忌服。④"750"（柳叶、野菊花、白花蛇舌草、水煎浓缩剂），每次30 ml，每日2次，口服；或浸膏糖衣片，每次7片，每日3次。小儿酌减。⑤自拟消瘰丸（玄参、牡蛎、夏枯草、连翘、地丁、猫爪草各15 g，海藻、泽兰叶各9 g，炼蜜为丸，每丸重6 g），每次1丸，每日3次，口服，小儿酌减。⑥结核散（Ⅰ）（蜈蚣、全蝎、地鳖虫各为细末，按各等量比例混合而成），每次用10 g混入鸡蛋白内搅匀蒸熟服，每日3次，口服，小儿酌减。加味结核散（Ⅱ）［即结核散（Ⅰ）加入适量的黄连粉而成，不混合鸡蛋白，直接服用］，每次8 g，每日3次，口服，小儿酌减。

此外，唐玉叶等报道10例针刺治疗结核性脑膜炎颅内高压。取穴：百会、四神聪、三阴交、内关、印堂，用泻法。呕吐纳呆配足三里、中脘。5例颅内压恢复正常，其余5例颅内压也有不同程度下降。

（二）西医治疗

治疗原则是尽量早期治疗，且要彻底，以减少后遗症，防止复发。联合应用易透过血脑屏障的抗结核药物，积极有效地处理颅内高压。

1. 一般治疗

卧床休息，细心护理，经常变换体位。病室应通风良好，保证空气新鲜。给予高热量、高维生素、低盐（有颅内高压者）、易消化的饮食。注意口腔卫生，保持大便通畅。防治肺部及泌尿系统感染、压疮等并发症。

2. 抗结核治疗

初治应采用标准化疗，即链霉素、异烟肼、对氨基水杨酸钠。复治病例，可根据耐药情况和既往用药史，适当选用利福平、乙胺丁醇、吡嗪酰胺、卡那霉素等组成新方案。强化期一般 3 ~ 4 个月，巩固期选用两种药物再用 1 ~ 1.5 年。常常采用下列具体方案。

（1）异烟肼（INH）、链霉素及对氨基水杨酸（PAS）联合：INH 儿童每日 20 ~ 30 mg/kg，口服，症状好转后改为每日 10 mg/kg，疗程 1.5 ~ 2 年，成人每日 300 ~ 500 mg，口服，重症者 600 ~ 1 200 mg，加入 5% ~ 10% 葡萄糖溶液 500 ml，静脉滴注，每日 1 次，治疗期间加用维生素 B_6。链霉素儿童每日 20 ~ 30 mg/kg，成人每日 1 g，分 2 次肌内注射，连续 2 个月，以后改隔日 1 次或每周 2 次，成人总量 90 g。PAS，儿童每日 300 mg/kg，成人每日 8 ~ 12 g，以生理盐水或 5% 葡萄糖溶液配成 3% ~ 4%（浓度），静脉注射。

（2）INH、利福平、链霉素联合：INH、链霉素剂量同上，利福平，儿童每日 10 ~ 20 mg/kg，成人每日 450 ~ 600 mg，治疗半年以后，可以用 INH + PAS 巩固疗效。

（3）INH、利福平、乙胺丁醇联合：INH、利福平用量同上，乙胺丁醇，儿童每日 25 mg/kg，口服。

3. 肾上腺皮质激素的应用

激素具有抗感染、抑制纤维化和溶解渗出物等作用，因此在有效地抗结核治疗的基础上，早期应用肾上腺皮质激素很有必要。常用地塞米松 5 ~ 10 mg/d，静脉滴注，或泼尼松 30 ~ 40 mg/d，口服。应用时间不宜过长，待症状及脑脊液检查开始好转后，逐渐减量停药。

4. 鞘内用药

对晚期患者，经上述处理疗效不佳时可考虑使用，但须放出等量脑脊液。异烟肼 25 ~ 50 mg/次，静内注射，隔日 1 次，待病情改善后停用，疗程 7 ~ 14 次。地塞米松 0.5 mg/次（2 岁以下）或 1.0 mg/次（2 岁以上），鞘内注射，隔日 1 次。待病情改善后改为每周 1 次，共 7 ~ 14 次。

5. 降颅内压治疗

结脑死亡原因之一是高颅内压导致脑疝，所以对早期高颅内压必须积极争取时间，给予有效治疗。

（1）常规应用20%甘露醇：每次 1 ~ 2 g/kg 于 15 ~ 30 分钟静脉推注或快速滴入，每 6 ~ 8 小时 1 次。用药期间应注意监测水、电解质及酸碱平衡情况。

（2）放脑脊液疗法：对有心肾功能不全、长期应用大量脱水及利尿剂，并有严重脱水，全身衰竭，休克，水、电解质平衡紊乱，高颅内压不能控制，颅内压 > 2.9 kPa，交通或不完全梗阻性高颅内压者，在常规降颅压同时并用放脑脊液治疗。每周 1 ~ 3 次，量为每次 10 ~ 40 ml，至颅内压恢复正常。应用此疗法时要掌握好适应证，放脑脊液速度要慢，用穿刺针芯放在穿刺针尾控制脑脊液滴速。一般认为重度颅内高压时，腰穿放脑脊液，有促发脑疝的危险，但并未见到腰穿引起脑疝死亡的详细观察报道。目前有学者应用放脑脊液疗法治疗结核性脑膜炎并发重度颅内高压 450 余例，取得了较好疗效，未发生脑疝或使病情加重的情况。研究表明 1 次放脑脊液 10 ml，即可降颅内压 1.471 ~ 1.961 kPa，颅内压降至正常范围后可维持 98 ~ 120 分钟，控制头痛症状 36 ~46 小时。因此，对放脑脊液疗法需重新认识，只要掌握好适应证及方法，还是可以选用的。

（3）侧脑室穿刺引流（侧引术）：适应证，结脑昏迷；严重脑水肿伴高颅压综合征；脑疝前期或早期者侧脑室引流术可取得明显效果；枕骨大孔疝突然出现，立即做侧引术，积极综合治疗，有时可挽救生命；对慢性颅内高压患者，病情突然恶化，侧引术可缓解病情，有益于综合疗法的实施。本手术对中期脑膜炎型疗效最佳，对晚期患者，尤其是脑膜炎型伴脑实质损害者疗效差。侧引术是重症结脑治疗的一个组成部分，故在引流期间不容忽视全身综合治疗。侧引术同时，配合应用异烟肼 100 mg 加地塞米松 2 mg 脑室内注射，隔日 1 次，可代替鞘内用药，达到全身用药和鞘内用药达不到的效果。侧引术后要注意护理，掌握好拔管时机，拔管后注意脑脊液外漏。

6. 对症治疗

如高热、惊厥等治疗，详见有关章节。

第三节　脑脓肿

化脓性细菌侵入脑组织引起化脓性炎症，并形成局限性脓肿，称脑脓肿。本病中医称"颅脑痈"。

【病因】

现代医学认为，脑脓肿常见的致病菌为葡萄球菌、肺炎球菌、大肠杆菌等，有时为混合感染。感染途径主要有：

1. 来自邻近的感染病灶

中耳炎、乳突炎、鼻窦炎等感染病灶直接波及邻近的脑组织引起。

2. 血行感染

常由脓毒血症或远处感染灶的感染栓子经血行播散而形成，脓肿常位于大脑中动脉分布区域，且常为多发性脓肿。

3. 外伤性感染

由于开放性颅脑损伤，化脓性细菌直接从外界侵入脑部，清创不彻底或感染得不到控制所致，脓肿多见于伤道内或异物存留部位。

4. 隐源性感染

隐源性感染指临床上无法确定其感染来源，此类脑脓肿的发病率有增多趋势。

中医认为，颅脑痈是指邪毒随气血壅聚于颅内，蕴而化热，致血败肉腐成痈，以急性发热，头痛呕吐，身体相应部分的感觉与运动障碍为主要表现的内脏痈病类疾病。

【临床表现】

（一）全身症状

多数患者有近期感染或慢性中耳炎急性发作史，伴发脑膜脑炎者可有畏寒、发热、头痛、呕吐、意识障碍（嗜睡、谵妄或昏迷）、脑膜刺激征等。周围血常规呈现白细胞增高，中性多核白细胞比例增高，血沉加快等。此时神经系统并无定位体征。一般不超过3周，上述症状逐渐消退。隐源性脑脓肿可无这些症状。

（二）颅内压增高症状

颅内压增高虽然在急性脑膜脑炎期可出现，但是大多数患者于脓肿形成后才逐渐表现出来。表现为头痛好转后又出现，且呈持续性，阵发性加重，剧烈时伴呕吐、缓脉、血压升高等。半数患者有视盘水肿，严重患者可有意识障碍。上述症状可与脑膜脑炎期的表现相互交错，也可于后者症状缓解后再出现。

（三）脑部定位征

神经系统定位体征因脓肿所在部位而异。颞叶脓肿可出现欣快、健忘等精神症状，对侧同向偏盲、轻偏瘫、感觉性或命名性失语（优势半球）等，也可无任何定位征。小脑脓肿头痛多在枕部并向颈部或前额放射，眼底水肿多见，向患侧注视时出现粗大的眼球震颤，还常有一侧肢体共济失调、肌张力降低、肌腱反射下降、强迫性头位和脑膜刺激征等，晚期可出现后组颅神经麻痹。额叶脓肿常有表情淡漠、记忆力减退、个性改变等精神症状，亦可伴有对侧肢体局灶性癫痫或全身大发作，偏瘫和运动性失语（优势半球）等。若鼻旁窦前壁呈现局部红肿、压痛，则提示原发感染灶可能即在此处。顶叶脓肿以感觉障碍为主，如浅感觉减退、皮层感觉丧失、空间定向障碍，优势半球受损可有自体不识症、失读、失写、计算不能等。丘脑脓肿可表现偏瘫、偏身感觉障碍和偏盲，少数有命名性失语，也可无任何定位体征。

（四）并发症

脑脓肿可发生以下 2 种危象。

1. 脑疝形成

颞叶脓肿易发生颞叶钩回疝，小脑脓肿则常引起小脑扁桃体疝，而且脓肿所引起的脑疝比脑瘤所致者发展更加迅速。有时以脑疝为首发症状而掩盖其他定位征象。

2. 脓肿破裂而引起急性脑膜脑炎、脑室管膜炎

当脓肿接近脑室或脑表面，因用力、咳嗽、腰穿、脑室造影、不恰当的脓肿穿刺等，使脓肿突然溃破，引起化脓性脑膜脑炎或脑室管膜炎并发症。常表现突然高热、头痛、昏迷、脑膜刺激征、角弓反张、癫痫等。其脑脊液可呈脓性，颇似急性化脓性脑膜炎，但其病情更凶险，且多有局灶性神经系统体征。

【诊断要点】

1. 本病于任何年龄段均可发病，但多见于 10～50 岁。男性多于女性。多数病人有近期头面部或肺系感染邪毒史，如颜面部疔疮，脓耳，鼻疮等。

2. 临床初期常见发热，头痛，嗜睡，倦怠等症。成脓期则多表现为剧烈头痛，恶心。喷射状呕吐，颈项强直，表情淡漠，视神经乳头水肿等。根据痈肿部位不同，会出现一些局灶症状。如位于额叶者可有性格改变及表情淡漠，颞部者可有同向性偏盲。位于额顶叶者，可有轻度偏瘫和病变对侧的感觉减退；位于小脑者可有步态不稳、眼颤、肌张力低下及腱反射减弱等。

3. 血象检查白细胞总数升高，以中性粒细胞为主，脑脊液压力增高，白细胞增加，C 反应蛋白增高。

4. 头颅 X 线摄片、头部 CT、MRI 检查等有助确诊。

【鉴别诊断】

本病应与化脓性脑膜炎、硬脑膜外或硬脑膜下脓肿、静脉窦感染性血栓形成、耳源性脑积水、化脓性迷路炎、脑肿瘤等相鉴别。

【治疗】

（一）中医治疗

1. 辨证论治

辨证要点：本病的辨证，首先在于辨别病情的轻重。如体温在39℃以下，神志清楚或仅轻度嗜睡，无抽搐，脑膜刺激征不明显，病程时间短，一般病情较轻；如体温在40℃以上，神志昏迷，反复抽搐，脑膜刺激征明显，病程时间长，则病情较为危重。其次还要辨别病变的发展阶段，开始在卫分阶段，表现为恶寒发热，头痛，呕吐，脉浮，苔薄黄等症；病情进展则进入气营两燔阶段，表现为高热持续，神情烦躁异常，昏睡或昏迷，抽搐，舌红绛，苔干黄等症。病情再进一步恶化则可能造成病人死亡，如正气胜邪，则病情向好转方向发展，出现余毒未清，气阴两虚证，表现体温下降或退去，神疲乏力，头部隐痛等症。临床应根据病情的轻重和发展阶段采取及时合理的治疗。

（1）热毒袭表型：发热头痛，嗜睡倦怠，咽痛，耳痛，口渴，舌边尖红，苔薄黄，脉浮数。

治宜：疏风清热解毒。

方药：银翘散合仙方活命饮加减。

金银花30 g，蒲公英30 g，连翘15 g，败酱草15 g，荆芥10 g，当归10 g，乳香10 g，白芷10 g，牛蒡子10 g，蚤休12 g，郁金10 g，甘草6 g。

加减：发热甚者，加生石膏、知母、青蒿；咽痛明显者，加桔梗、牡丹皮；大便秘结者，加生大黄。

备选方剂：瓜蒌牛蒡汤。具有疏散风热，解毒消痈作用。

（2）热盛酿脓型：发热，剧烈头痛，恶心呕吐，颈项强直，舌红，苔黄，脉弦数。

治宜：清热解毒，排脓消肿。

方药：大黄牡丹皮汤加减。

生大黄 15 g（后下），牡丹皮 15 g，桃仁 10 g，冬瓜子 30 g，赤芍 15 g，连翘 15 g，金银花 15 g，蒲公英 30 g，败酱草 30 g，白芷 10 g，生甘草 6 g。

加减：恶心呕吐剧烈者，加法半夏、陈皮；发热者，加柴胡、青蒿。

备选方剂：清瘟败毒饮加减。具有清热凉血泻火，解毒排脓作用。

（3）正虚脓毒型：发热减退，头痛减轻，神疲乏力，表情淡漠，面色无华，自汗或盗汗，舌苔腐腻或花剥，脉细数无力。

治宜：扶正排脓解毒。

方药：透脓散加减。

生黄芪 15 g，金银花 15 g，连翘 15 g，白芷 10 g，皂刺 10 g，当归 10 g，乳香 10 g，败酱草 15 g，冬瓜子 15 g，薏苡仁 30 g，生甘草 6 g。

加减：神疲乏力甚者，加党参、西洋参；盗汗者，加鳖甲、五味子；脘闷纳呆者，加炒麦芽、焦山楂。

备选方剂：生脉饮合五味清毒饮。具有清热解毒扶正作用。

（4）余毒未清型：发热已退，或留有低热，神疲乏力，气短懒言，头痛隐隐，舌质淡，少苔，脉细弱而数。

治宜：清解余毒。

方药：五味消毒饮加味。

紫花地丁 15 g，蒲公英 15 g，天葵子 10 g，金银花 15 g，生黄芪 15 g，麦冬 12 g，当归 10 g，赤芍 10 g，石斛 12 g，炙甘草 6 g。

加减：低热者，加银柴胡、鳖甲；神疲乏力甚者，加太子参或西洋参、五味子；脘痞纳呆者，加鸡内金、炒麦芽。

备选方剂：清暑益气汤，具有清热解毒，益气养阴作用。

2. 单方、验方

（1）银花二根饮（金银花、板蓝根、连翘、芦根、生甘草各 10 g）。每日 1 剂，水煎代茶饮。

（2）银蒲饮：蒲公英 30 g，忍冬藤 60 g，加水煎煮取汁，去渣，加酒适量（按药量 1/10），饭前服。

（3）野菊花、绿豆衣各 15 g，金银花 20 g，蒲公英 15 g，生甘草 10 g，水煎服每日 1～2 剂。

（4）忍冬藤、透骨草各 30 g，连翘 15 g，防己 15 g，苍术、黄柏、红花、赤芍、牛膝各 15 g，水煎服，每日 1 剂，分 2～3 次服。

（5）生黄芪 30 g，元参、金银花、赤芍、丹参、桃仁、当归尾、川牛膝各 10 g，生甘草、红花各 6 g。水煎服，日 1 剂。

（二）西医治疗

在脓肿尚未局限以前，应积极进行内科治疗。虽然仅少数化脓性脑膜炎患者可得以治愈，但大多数炎症迅速局限化。当脓肿形成后，手术是唯一有效的治疗方法。一旦因严重颅内压增高，出现脑疝迹象时，则不论脓肿是否已局限，都必须施行紧急手术以解除危象。故脑脓肿的诊治过程必须遵循两个原则：一是要抓紧，凡较重病例均需按急症处理；二是对不同来源不同部位和不同发展阶段的脓肿，辩证地选用治疗方法。

1. 急性化脓性脑炎炎症阶段

此阶段最重要的处理是抗感染症和抗脑水肿，合理地应用抗生素和脱水药物等综合措施，促使化脓病灶炎症的缓解和局限。

（1）抗生素的选择：原则上选用对相应细菌敏感的抗生素，在原发灶细菌尚未检出前，应选用易透过血脑屏障的广谱抗生素，用药要及时、足量。

常用抗生素剂量：青霉素 500 万～1 000 万 U/d；庆大霉素 16 万～32 万 U/d；氯霉素 2.0 g/d；氨苄西林 4.0～6.0 g/d；卡

那霉素 1~1.5 g/d。采用分次静脉滴注效果较好。若上述药物效果不好，可通过细菌培养或药敏结果调整抗生素，或选下列抗生素静脉滴注：头孢哌酮（先锋必）6.0~12.0 g/d；头孢曲松（菌必治）2.0~4.0 g/d；头孢他啶（复达欣）4.0 g/d。为提高脑脊液内浓度，可鞘内同时给药，常用药物及每次剂量：庆大霉素 1 万~2 万 U；青霉素 1 万~2 万 U；链霉素 50~100 mg；氨苄西林 40 mg；先锋霉素 V 50 mg；头孢哌酮 50 mg；头孢曲松 50 mg；多黏菌素 1 万~2 万 U。

（2）肾上腺皮质激素：除非在很严重的脑水肿作短期的紧急用药外，一般脑脓肿并发的脑水肿，尽可能不用或少用皮质激素，以免削弱机体免疫机制，使炎症难以控制。

（3）全身的辅助疗法：不能进食或昏迷患者超过 3 天者，应给予鼻饲，补充营养及维生素类，提高抗病能力。通过血气分析及血液电解质、CO_2 结合力等检查，指导临床，纠正水、电解质和酸碱平衡失调。病重体弱者可给予输血、血浆、白蛋白、水解蛋白、氨基酸及脂肪乳等支持疗法。

2. 脓肿形成阶段

除继续应用上述对症治疗外，应及时选择恰当的手术方式和时机。强调早期和争取在脑干尚未出现不可逆的继发性损害以前，清除病灶，解除脑受压。

（1）反复穿刺抽脓术：简便安全，既可诊断又可治疗，适用于各种部位的脓肿，特别对位于脑功能区或深部脓肿（如丘脑、基底节）、老年体弱、先天性心脏病及病情危重不能耐受开颅手术者适用。而且穿刺法失败后，仍可改用其他方法。因此，随着脑 CT 的应用，穿刺法常作为首选的治疗方法，甚至用于多发性脑脓肿。

穿刺抽脓宜缓慢，吸力勿过度，以免吸破脓肿壁。据脓肿大小，1~3 天可重复穿刺抽脓，以后每次间隔时间可延长至 5~7

天，小脑脓肿忌向中线穿刺，以免损伤脑干。穿刺时尽量把脓液抽吸出来，并反复、小心地用生理盐水做脓腔冲洗，防止脓液污染。最后向脓腔内注入含抗生素的硫酸钡混悬液，做脓腔造影，以便以后摄头颅正侧位片随访和作为再穿刺的标志，也可不做脓腔造影，单纯注入抗生素，而用脑 CT 随访来指导穿刺。

（2）脓肿穿刺置管引流术：该方法适应于穿刺抽脓因脓液较多或脑脓肿开放引流不畅，以及脓肿切除困难改为引流者。可在脓肿内置管（导尿管、硅胶管、塑料管等）引流，并固定在头皮上，以便引流和冲洗。随脓腔消失后拔出。

（3）脓肿切除术：该方法为最有效的手术方式。适应证有：脓肿包膜形成好，位置不深且在非重要功能区者；反复穿刺抽脓效果不好的脑脓肿，尤其是小脑脓肿应较早切除；多房或多发性脑脓肿；外伤性脑脓肿含有异物和碎骨片者；脑脓肿破溃入脑室或蛛网膜下腔，应急诊切除；脑疝患者，急诊钻颅抽脓不多，应切除脓肿，去骨瓣减压；开颅探查发现为脑脓肿者；脑脓肿切除术后复发者。

脑脓肿切除术的操作方法与一般脑肿瘤开颅术相类似，要点是术中尽量完整切除脓肿，防止破溃、炎症扩散及切口感染。

3. 根治原发病灶预防脑脓肿复发

如中耳炎、乳突炎等需行根治术。

第七章　锥体外系疾病

第一节　帕金森病

帕金森病（PD）又名震颤麻痹，是锥体外系疾病中最常见的疾病。多在 50 岁以后起病，临床表现为缓起、渐进性发展的震颤、肌强直及运动减少三联征。男性多于女性，发病率随年龄增长而上升，占 60 岁以上人口的 1%，属老年病范畴。我国患病率：农村及少数民族地区（35/10 万人口）略低于城市（44/10 万人口），比西欧及北美患病率［（70～80）/10 万人口］相对较少。

中医文献中没有震颤麻痹的病名，但就其临床表现，应属于中医"痉证"范畴。如《景岳全书·痉证》说："凡属阴虚血少之辈，不能养营筋脉，以致搐挛僵仆者，皆是此证。如中风之有此者，必以年人衰残，阴之败也；产妇之有此者，必以去血过多，冲任竭也；疮家之有此者，必以血随脓出，营气涸也……凡此之类，总属阴虚之证。"

现代医学认为，该病病因不明。医学研究多认为与黑质早老变性即黑质的选择性老化变性有关。有推测与罕见病毒感染或常见病毒感染的异常反应有关；个体的遗传倾向及环境毒素、氧化应激、线粒体功能缺陷及兴奋毒性等是否相关，尚待分子水平的深入探讨证实。病理损害为黑质致密部含黑质多巴胺能神经元细胞的严重脱失、变性及坏死、胞质中出现玻璃样同心包涵体即 Lewy 体，后期本病可致脑室扩大。黑质纹状体内多巴胺含量的减少，导致乙酰胆碱相对占优势，产生锥体外系功能失调的临床症状。

【病因】

震颤麻痹是脑部神经一种退行性病变，其病常发于50岁之上。中医认为肾主骨生髓，脑为髓之海，肾脏功能正常，则脑髓充满，神情饱满；肾亏则髓海空虚，虚风内动，则手足震颤拘挛。《素问·上古天真论》说："（女子）五七，阳明脉衰，面始焦，发始堕。六七，三阳脉衰于上，面皆焦，发始白。七七，任脉虚，太冲脉衰少，天癸竭，地道不通，故形坏而无子也。（丈夫）五八，肾气衰，发堕齿槁。六八，阳气衰竭于上，面焦，发鬓斑白。七八，肝气衰，筋不能动，天癸竭，精少，肾藏衰，形体皆极。八八，则齿发去。"说明肾藏精气的盛衰对人体生长发育及衰老起着决定性作用。脾为后天之本，气血生化之源，脾虚则肾无以养，所以本病的发生与脾及气血亏虚亦有关。

【临床表现】

本病老年人多见，约75%的患者发病于50~60岁。男性较女性稍多。起病多很缓慢，逐渐加重。主要症状包括震颤、肌强直及运动减少。症状中孰先孰后出现，因人而异。据文献统计首先出现肌强直为多。

1. 震颤

震颤是由于协调肌与拮抗肌有节律地交替性收缩的结果。通常开始于某一侧上肢远端，频率4~6 Hz，以拇指、示指及中指为主，尤以拇指最为明显，主要为指掌关节，表现为"搓丸样"或"数钱样"动作。以后震颤可逐渐扩展到同侧下肢及对侧上肢、下肢。少数患者震颤也可开始于某侧下肢。下肢的震颤以踝关节最明显，表现为屈曲及伸直样动作。上、下肢皆有震颤时，上肢震颤的幅度比下肢大。下颌、口唇、舌头及头部一般最后受累，偶以这些部位的震颤先开始。极少双侧肢体同时开始震颤。

震颤在休息时明显，做随意运动时可减轻或暂时停止，故称静止性震颤，情绪激动或精神紧张时加重，睡眠时消失。疾病早期震颤较轻，不持续，可由意识控制，随着疾病的发展则逐渐加重，不易控制，强烈的意志努力可暂时抑制震颤，但持续时间很短，过后有加剧之趋势。

2. 肌强直

因肌张力增高而出现一侧或两侧肢体僵硬，不灵活，因伸肌和屈肌张力均增高而在关节被动运动时有均匀阻力，肌张力呈"铅管样"增高，如并发震颤时则表现为"齿轮样"强直。躯干肌、颈肌和面肌均可受累而呈现特殊姿态，即"面具脸"和"慌张步态"。

3. 运动减少

本病初期，因臂肌及手指肌的强直，使患者上肢不能做精细动作，表现为书写困难，所写的字弯弯曲曲，越写越小，称为"小写症"。语声单调、低沉，常伴流涎。本病系苍白球—丘脑腹外侧核—附加运动皮质间的联系障碍，破坏了随意动作的程度和协调作用。

4. 体位不稳

随意运动减少，起始运动困难及动作缓慢，行走时步态障碍甚为突出，步态逐渐变小变慢，起步困难。一旦迈步后，即以极小的步伐向前冲击，越走越快，不能及时停步或转弯，称为"慌张步态"。

5. 其他

因迷走神经背核受累，常表现自主神经症状，如顽固性便秘、吞咽困难及大量出汗等。部分可出现精神症状，如忧郁和痴呆等。

【诊断要点】

1. 至少要具备 4 个典型症状和体征（静止性震颤、少动、肌强直和位置性反射障碍）中的 2 个。

2. 是否存在不支持诊断原发性帕金森病的不典型症状和体征，例如锥体束征、失用性步态障碍、小脑症状、意向性震颤、凝视麻痹、严重的自主神经功能障碍、明显的痴呆伴有轻度锥体外系症状。

3. 脑脊液中高香草酸减少，对确诊早期帕金森病和对特发性震颤、药源性帕金森综合征与帕金森病的鉴别是有帮助的。一般而言，特发性震颤有时与早期原发性帕金森病很难鉴别，特发性震颤表现为手和头部位置性和动作性震颤而无少动和肌张力增高。

【鉴别诊断】

1. 药源性帕金森综合征

服药史，如吩噻嗪类、丁酰苯类、利血平、甲基多巴衍生物、桂利嗪、氟桂利嗪、甲氧氯普胺等均能产生多巴胺缺乏的症状；停服以上药物后症状显著改善可相鉴别。

2. 动脉硬化性帕金森综合征

该病见于脑干和基底节多发性腔隙性梗死，除震颤麻痹症状外，还可出现假性延髓性麻痹、腱反射亢进，并常有明显痴呆。

3. 中毒

一氧化碳、锰及汞等中毒引起。

4. 外伤

颅脑外伤的后遗症，以脑震荡多见。

5. 感染

甲型脑炎患者多在病愈后数年内发生持久和严重的帕金森

病。乙脑在痉愈期也可能出现。

【治疗】

（一）中医治疗

1. 辨证论治

震颤麻痹的发生与肾、脾及气血精气有关，即由于脾肾功能减退，气血精气不足，不能濡养筋脉所致，所以在辨证治疗上应注意到脾肾功能的恢复在本病中的治疗作用。

（1）肝肾阴虚型：症见肢体强硬，筋脉拘紧，抖动不已，大便干结，腰膝酸软，头昏目眩，失眠多梦。舌暗红，少苔，脉沉弦或细弦。治宜滋补肝肾，养血息风。方药：大补阴丸加味。熟地 15 g，龟板 15 g，钩藤 15 g，鸡血藤 20 g，知母 10 g，黄柏 10 g，山萸肉 10 g，杜仲 12 g，生牡蛎 15 g，当归 12 g，何首乌 15 g。

（2）气血两虚型：症见病久而重，面白无华或萎黄，头晕目花，四肢乏力，精神倦怠，肢体抖动。舌质淡胖有齿印，脉细弱。治宜益气养血，息风通络。方药：八珍汤加减。党参 12 g，黄芪 15 g，白术 12 g，当归 12 g，川芎 10 g，熟地 12 g，白芍 10 g，地龙 12 g，天麻 10 g，枸杞 12 g，炙甘草 10 g。

（3）气滞痰阻型：症见四肢震颤笨拙，活动不便，两手强直，不能握拳，不能书写，头痛失眠，咽喉不利，胸胁苦满，舌质红，苔少，脉细弦。治宜行气导滞，化痰通络。方药：半夏厚朴汤加减。清半夏 12 g，厚朴 10 g，茯苓 10 g，柴胡 9 g，白芍 10 g，枳壳 10 g，川芎 10 g，白术 15 g，全虫 10 g，蜈蚣 2 条，地龙 15 g，生牡蛎 15 g。

（4）气滞血瘀型：症见手足震颤，躯干肢体疼痛，伴有胁痛，烦躁易怒，胸闷。舌质紫暗，或有瘀斑，脉细涩。治宜活血化瘀，补益肝肾。方药：身痛逐瘀汤加减。桃仁 10 g，赤芍

10 g，五灵脂 12 g，炮山甲（现用类似药物替代）9 g，秦艽9 g，红花 6 g，当归 12 g，熟地 15 g，枸杞 12 g，川芎 10 g，牛膝 10 g，生牡蛎 15 g。

2. 中成药

（1）清开灵注射液：取本品 40 ml 加入 5% 葡萄糖液500 ml 中静脉点滴，每日 1 次。有人治疗 1 例，用药 1 周后症状完全消失，继续治疗 1 个疗程（2 周）巩固疗效，随访 6 个月未再发作。

（2）杞菊地黄丸：每次 1 丸，每日服 2 次。

（3）天麻丸：每次 4 粒，每日服 3 次。

3. 单方、验方

（1）当归、生地、龟板、钩藤各 9 g，白芍 15 g，川芎 3 g，阿胶 12 g，牛膝 6 g，甘草 6 g，龙骨 24 g，生牡蛎 24 g，生石决明 24 g。每日 1 剂，水煎服。治疗震颤麻痹以强直为主者。

（2）柴胡 15 g，黄芩 12 g，清半夏 12 g，炙甘草 10 g，生姜 4 片，大枣 5 枚，防风 12 g，钩藤 15 g，每日 1 剂，水煎服。治疗震颤麻痹头部摇摆不能自主者。

（二）西医治疗

药物治疗目标是减轻患者的症状和恢复功能，不追求消除所有的症状及体征，即所谓"细水长流，不求全效"的原则。首先药物治疗应尽可能维持低剂量，增加剂量应缓慢；其次是保护或预防性治疗，即干预和防止神经细胞变性，延缓病程进展；第三是移植具有多巴胺分泌活性的细胞。药物治疗的原则是：从小剂量开始，缓慢增加剂量；以最小的剂量获得最好疗效；不宜多加品种，也不宜突然停药；对症用药，辨证加减。

1. 一般治疗

本病早期尽可能采用理疗（按摩、水疗等）和医疗体育（活动关节、步行、语言锻炼）等疗法维持日常生活和工作能力，推迟药物治疗。

2. 药物治疗

本病以药物治疗为主，可用抗胆碱药物阻断乙酰胆碱（ACh）作用或增强多巴胺（DA）能递质功能药物，恢复纹状体DA 与 ACh 递质的平衡。但药物治疗只能改善症状，不能阻止病情发展，需要终生服药。

（1）抗胆碱药：对震颤和强直有效，对运动迟缓疗效差，适于震颤突出且年龄较轻的患者。常用药物：①苯海索，1～2 mg 口服，3 次/日。②丙环定，2.5 mg 口服，3 次/日，逐渐增至 20～30 mg/d。其他如苯托品、环戊丙醇、比哌立登等，作用均与苯海索相似。

主要不良反应包括口干、视物模糊、便秘和排尿困难，严重者有幻觉、妄想。青光眼及前列腺肥大患者禁用。老年患者可影响记忆功能，应慎用。

（2）左旋多巴：125 mg，3 次/日，每 4～5 天增服 250 mg，平均有效日剂量 2～4 g，维持量尽可能个体化（希望不良反应最小，疗效最好）。

不良反应有：①胃肠道症状：恶心、呕吐、腹胀；②心、肝、肾功能损害；③精神症状：幻觉、妄想；④症状波动，剂末现象：症状随药物有效时间的缩短而规律性地波动；开关现象：波动的症状在突发加重和缓解之间交替；⑤运动障碍（异动症）：超常量治疗者出现的舞蹈样或手足徐动样不自主动作，多见于唇、舌、面、颌部；⑥其他：有直立性低血压及尿潴留等。

注意事项：①本药禁与维生素 B_6 和单胺氧化酶抑制剂同时使用；②须定期复查血常规及心电图、肝、肾功能；③症状波动者可采取日剂量不变，增加服药次数；④运动障碍时，减少药物剂量或加硫必利 12.5～25 mg，2 次/日，可改善症状。

（3）外周多巴脱羧酶抑制剂：该药不易通过血脑屏障，却抑制左旋多巴在脑外的脱羧作用。因此与左旋多巴合用可阻止血中多巴转变成多巴胺，使血中有更多的多巴进入脑中脱羧变成多巴胺，从而减少左旋多巴的用量，加强其疗效并减少其外因不良反应。应用此类药时应加用维生素 B_6，使脑内左旋多巴的脱羧加快加强。苄丝肼和卡比多巴都是多巴脱羧酶抑制剂。目前多与左旋多巴制成复合剂，如美多巴是左旋多巴与苄丝肼（4:1）的混合剂。用法：美多巴 125 mg 口服，每日 2 次，每隔 1 周左右增量每日 125 mg，常用量每日 375 ~ 1 000 mg，分 3 ~ 4 次服用。

（4）多巴胺受体激动剂：多巴胺受体激动剂指能在多巴胺神经元突触点直接激动受体产生和多巴胺作用相同的药物，根据多巴胺受体是否会激活腺苷酸环化酶，以催化 ATP 转为 cAMP 而分为 D_1 和 D_2 型受体。D_1 型能激活腺苷酸环化酶，使 ATP 转为 cAMP，D_2 型不能激活腺苷酸环化酶。治疗帕金森病用 D_2 受体激动剂，如溴隐亭每日 5 ~ 10 mg，可加强左旋多巴疗效，减少左旋多巴用量。目前趋向小剂量从 0.625 mg 开始，逐渐加量，不超过每日 40 mg。培高利特、半合成麦角碱制剂，动物实验作用比溴隐亭强 10 倍，作用时间长 4 倍，对严重病例单独应用或与左旋多巴合用，尤其对有开关现象者有效，第一周每日 0.4 mg，逐渐增量，平均用量每日 2.4 mg。本药易合成、价格低、较有前途。

（5）多巴胺释放促进剂：促进多巴胺合成和释放，延缓多巴胺的代谢破坏，如金刚烷胺，对本病的僵硬、震颤、运动徐缓均有缓解作用。近年发现它还是兴奋性氨基酸的受体拮抗剂，对神经元具有保护作用。剂量 100 mg，每日 2 ~ 3 次，见效较快，1 ~ 10 天即显效，但 4 ~ 8 周疗效开始降低，在左旋多巴治疗初期合用为宜。不良反应为下肢网状青斑、头晕、失眠等。

（6）单胺氧化酶抑制剂（MAO）：已知单胺氧化酶有两种，即 A、B 两型。B 型主要在脑内。司来吉兰为 B 型单胺氧化酶抑制剂（MAO-B）抑制剂，可选择性地抑制纹状体中的 MAO-B，从而抑制了纹状体内多巴胺的降解，并能抑制中枢神经元对多巴胺的再摄取，使脑内多巴胺含量增加。与左旋多巴合用可加强其疗效，减少左旋多巴用量。每次口服 5 mg，每日 2 次即可。

（7）抗组胺药物：偶然能减轻症状，尤其是震颤。其作用机制可能是对抗组胺的作用并有抗胆碱作用。常用苯海拉明，12.5～25 mg 口服，每日 3 次。

（8）金刚烷胺：金刚烷胺有促进多巴胺释放及刺激多巴胺受体的作用。常用剂量为 100～150 mg 口服，每日 2～3 次。不良反应有恶心、失眠、头晕、幻觉等。剂量过大可引起抽搐。有癫痫史者禁用。

（9）其他药物

①胞磷胆碱：凡是用 L-多巴无效或有严重不良反应而不能继续使用者，可用胞磷胆碱与抗胆碱药合用，以改善震颤、肌肉强直和动作缓慢。文献报告 71 例帕金森综合征患者，以苯海索为基础治疗药，加用胞磷胆碱每日 500 mg 或生理盐水进行双盲对照研究，治疗 28 天后，全部改善程度：胞磷胆碱组为 62%，对照组为 38%，统计学上有显著差异（$P < 0.05$）。

②维生素 B_6：大剂量维生素 B_6 可使震颤明显减轻。用法：开始以 50～100 mg 肌内注射，单用或与抗胆碱药合用，以后每日递增 50 mg，直至每日 300～400 mg，可连用 12～15 天，一般在用药后 4～8 天好转，但需注意此药勿和左旋多巴合用，以免起对抗作用。

③普萘洛尔：为 β 受体阻滞剂，用于震颤麻痹患者，以改善其震颤的症状，但是其作用的精确机制是不清楚的。当每日口服普萘洛尔 60～240 mg 时，发现许多患者的震颤症状得到明显改善，少数病例的症状能得到完全控制。有资料报道，在年龄较轻、震颤病程较短的病例，对 β 受体阻滞剂的反应是比较好的。

3. 外科治疗

采用立体定向手术破坏丘脑腹外侧核后部可以制止对侧肢体震颤；破坏其前部则可制止对侧强直，若双侧手术会引起情感淡漠和构音障碍。适应证为 60 岁以下患者，震颤、肌强直或运动障碍明显以一侧肢体为重，且药物治疗效果不佳或不良反应严重者。

采用同体含多巴胺能的肾上腺髓质移植至纹状体已获成功，但其疗效不甚显著，有待继续探索。此方法称为神经移植。

采用 γ - 刀治疗本病近期疗效较满意，远期疗效待观察。

第二节 肝豆状核变性

肝豆状核变性（HLD）又称 Wilson 病，是常染色体隐性遗传性铜代谢障碍性疾病。以锥体外系损害症状、精神症状和肝硬化为主要临床特征。

本病根据其临床表现归属中医"肝风""颤病""积聚""水肿"等范畴。

【病因】

现代医学认为，HLD 患者在肠道内对铜的吸收量超过正常人，而铜蓝蛋白合成极少，大部分铜与白蛋白疏松结合，易于从尿中排出或向组织内沉积。由于组织内尤其是肝脏和脑组织内的大量沉积，扰乱了某些酶类的活力，产生各种功能障碍。例如铜的沉积可抑制丙酮酸氧化酶及微粒体膜三磷腺苷酶，促使肝细胞变性坏死，继之纤维化；铜在脑内沉积，广泛累及大脑皮质、小脑齿状核、脑干红核及橄榄核、丘脑下部及基底节，出现以锥体外系为核心的各种神经精神症状；铜沉积于骨膜，抑制酶系统或骨膜代谢，尿中排出大量由骨骼衍化来的含谷氨酸的多肽，而产生骨质破坏，易于骨折；铜直接阻碍红细胞的三磷腺苷酶和己糖磷酸酶等红细胞分解糖系酶的活性而导致溶血；铜沉积于肾脏引起肾小管变性而出现氨基酸尿、蛋白尿、磷酸盐尿、钙尿、尿酸尿等；铜沉积于角膜发生 Kayser – Fleischer 环（K – F 环，即角膜色素环）。

【临床表现】

本病多在儿童或青少年期起病，男性多于女性 [（2~5）：1]。患病率在欧美为（0.5~3）/10 万，日本是 1/（2~3）万；临床突出的表现是肝硬化、锥体外系损害症状及 K – F 环存在；有家族遗传史及病程呈缓慢进行性发展。

1. 肝脏损害

儿童期起病者可呈急性重型肝炎甚至致死。亦可表现为隐匿起病，食欲缺乏、消化不好及渐进性肝硬化、腹水后数年再出现神经系统症状。

2. 神经系统症状

常表现肢体震颤，手足徐动或舞蹈样动作。震颤粗大，随意运动中加重，静息状况时减轻，局限在单肢或波及肢体、躯干及口咽肌。成年期起病者多为肌强直、动作减少或慌张步态，似帕金森病样静止性震颤但欠规律。亦有以肌张力不全、构音障碍为主者。后期患者呈屈曲性痉挛或全身扭转性痉挛伴吞咽困难。体查见肌张力铅管样或齿轮状增高，也可时高时低呈变形性肌张力特点。共济运动障碍，少数有腱反射亢进、踝阵挛阳性及 Babinski 征阳性等锥体束征阳性，多汗、多涎、多尿等自主神经功能障碍体征。

3. 精神症状

几乎贯穿全病程中，早期为注意力下降、情绪不稳，渐呈过敏、易激惹、欣快或行为退缩，学习成绩下降，强哭强笑。严重者可表现精神分裂症样。有报道称 20% 以精神障碍为首发症状，后期 HLD 呈痴呆。

4. Kayser – Fleischer 环

本病特征之一，是发生在患者眼角膜后弹力层与巩膜交界处的一种棕绿色或褐色的色素环即 K – F 环，裂隙灯下观察最清楚。明显者肉眼亦可见到，系铜沉积所致。

5. 其他

脾大、造血过程受损可致贫血；色素合成异常，皮肤呈古铜色；其他尚可有肾脏损害和骨质疏松、关节畸形甚至脱发、掉牙等。

【诊断要点】

①儿童或青少年期发病。②临床表现为锥体外系损害症状、肝脏损害和（或）精神症状。③角膜 K – F 环阳性。④部分患者有阳性家族史。⑤血清铜蓝蛋白 <200 mg/L 或血清铜氧化酶活性 <0.2 光密度。⑥24 小时尿铜 >100 g。

【鉴别诊断】

由于肝豆状核变性的临床表现复杂多样，加之差异很大，所以临床上应重点和以下三种疾病相鉴别，与急、慢性肝炎，肝硬化鉴别，其鉴别要点是：肝豆状核变性发病年龄小，转氨酶仅轻度升高，有铜代谢紊乱相关化验检查异常。如果病变以纹状体损害为主时，需与小舞蹈病鉴别，要点是：小舞蹈病具有风湿病的临床表现，如发热、血沉加快、类风湿因子或抗链球菌溶血素"O"异常；无角膜 K – F 环；无血清铜蓝蛋白降低。与帕金森病的鉴别要点是：帕金森病发病年龄大，多在 60 岁以上；锥体外系症状和体征多不对称；无小脑损害体征；无角膜 K - F 环及铜代谢异常实验室检查结果。

【治疗】

（一）中医治疗

1. 辨证论治

（1）肝郁化火型：语言不清，四肢颤抖，情绪激动时尤甚。走路欠稳，情绪不稳定，性情急躁，易激动，但有情志抑郁，闷闷不乐，出现幻觉，妄想，冲动打人，面红目赤，口干舌苦，大便燥小便黄。舌边尖红，苔薄黄，脉弦滑略数。治宜疏郁清肝，泻心安神。方药：龙胆泻肝汤合泻心汤加减。龙胆草、生甘草、大黄各 10 g，柴胡 12 g，山栀、黄芩各 6 g，黄连 5 g，生地、泽泻各 15 g，生龙牡各 30 g（先煎）。若忧郁不乐，心情苦闷，情绪低落者，加香附、合欢花皮、远志以疏肝解郁安神。若躁动不安，神情不定，急躁易怒者，加钩藤、礞石、茯神以镇静安神；若大便干结难解者，加瓜蒌仁、元明粉、番泻叶通泻腑结；若夜寐不安，多梦易醒者，加枣仁、辰灯心、夜交藤，养心安神。

（2）脾胃虚弱型：神情呆滞，呈面具脸，呕恶纳呆，时自流涎，构音障碍，吐词不清，四肢颤抖，步态异常，行动不便，四肢僵直，肌张力增高。舌苔白腻或如积粉，舌淡红。治宜健脾醒胃，芳香化浊。方药：香砂六君丸合藿朴夏苓汤加减。炒党参、茯苓、苍白术各 15 g，砂仁 5 g，木香、蔻仁、炙甘草各 6 g，藿香、佩兰、法夏各 12 g，川朴 10 g，生姜 3 片。若纳呆少食，腹胀便溏泻者，加焦三仙、大腹皮、泽泻健脾开胃，利湿止泻；若语言不清，构音障碍明显者，加菖蒲、郁金、远志化痰开窍；若以四肢肌肉强直明显者，加薏苡仁、伸筋草、稀莶草、鸡血藤，利湿通络舒筋；若以四肢震颤明显者，加服杜仲天麻丸，以镇静息风。

（3）痰瘀互滞型：久患肝病，面色熏黑，胸胁不舒，胁肋疼痛，嗳气，纳少腹胀或有腹水，形瘦，四肢震颤，肌肉强直，行走欲仆，语言不清，时自流涎，肝脾肿大，质硬，检查肝功能异常。舌质黯紫，苔白而腻，脉弦滑。治宜调肝健脾，祛痰化瘀。方药：四逆散合膈下逐瘀汤加减。醋柴胡、香附、郁金、枳壳、桃仁、红花、法夏、赤芍、当归各 10 g，白术 12 g，炒白芍、胆星各 12 g，生牡蛎 30 g（先煎），甘草 8 g。若脾气虚弱较著者，加党参、山药、茯苓，以健脾益气；若肢体震颤较著者，加珍珠母、磁石、天麻，镇静熄风；若语言不利，痰涎较甚者，加菖蒲、橘红，开窍化痰；若黄疸明显加深者，加茵陈、田基黄、垂盆草，清利湿热，消退黄疸；呕恶明显者，加姜半夏、姜竹茹和胃化浊止呕；腹胀有水者，加腹皮、木香、泽泻、猪苓、车前子、马鞭草行气消水；若胁肋疼痛较著者，加川楝子、延胡索、姜黄舒络止痛；若肝脾肿大明显者，加服大黄䗪虫丸、鳖甲煎丸以活血软坚散结。

（4）肝肾阴虚型：肢体震颤，语言不清，神情呆滞，智力下降，步行不稳或步态异常，如见慌张步态，共济失调，亦可见舞蹈症，扭转痉挛，痉挛性斜颈，肌阵挛。舌质红，有裂纹，少苔，脉细弦或沉弦。治宜补益肝肾，育阴定风。方药：大补阴丸合大定风珠加减。盐水炒知柏（各）、生热地各 12 g，龟板 25 g（先煎），白芍、阿胶（另烊）各 15 g，牡蛎 30 g（先煎），生鳖甲 20 g（先煎），麦冬、五味子、生甘草各 10 g，鸡子黄 2 枚（冲）。若头晕目糊者，加枸杞、菊花、首乌，以滋肾养肝明目；腰酸腰疼，下肢软弱无力者，加杜仲、寄生、怀牛膝，补肝肾壮腰膝，若肢体震颤明显者，加磁石、钩藤、赭石，镇静息风；若神呆，语言不清，智力低下，记忆力差者，加石菖蒲、天麻、郁金、远志，化痰开窍醒神；大便燥结者，加肉苁蓉、当归、玄参、桑椹养阴润通；若阴虚内热，潮热颧红者，加地骨皮、白薇、青蒿以清虚热。

2. 中成药

（1）柏子养心丸：每次服 1 丸，每日 2 次。

（2）杞菊地黄丸：每次服 1 丸，每日 2 次。

（3）河车大造丸：每次服 1 丸，每日 2 次。

（4）半硫丸：每次服 3~6 g，每日 3 次，能阻止肠道对铜的吸收，可试用。

3. 单方、验方

（1）白矾 9 g，郁金 15 g，白茅根、茯苓皮各 30 g。每日 1 剂，水煎服，每日服 2 次。

（2）石膏 30 g，黄连 15 g，为末，煎甘草冷水服。对本病神经精神症状明显，有狂躁表现者尤宜，本方还有促进排铜及抑制体内铜的吸收作用。

（3）全蝎 10 g，蜈蚣 5 条。焙干研细面，每次 2 g，每日服 2 次。

4. 食疗验方

（1）玉米 30 g，加水适量煮服。玉米汤代茶饮用。

（2）鳗鲡鱼 1 条，切段，加葱、盐炖服。

（3）鳝鱼 1 条，切段，加酱油及白糖适量，煮食。

（二）西医治疗

治疗原则：①减少铜的摄入和吸收。②增加铜的排泄。③维持铜代谢的负平衡。

1. 减少铜的摄入

通常可采用：①限制和降低饮食中铜含量，选用低铜饮食、少食或忌食蕈类、坚果类、贝类、螺类、虾、蟹、牡蛎、鱿鱼和各种动物内脏和血等。②减少铜的吸收，口服与铜共价的化学盐类可抑制肠道对铜的吸收，如硫化钾 20~40 mg，每日 3 次，可使消化道中铜形成硫化铜而不能被吸收。③四环硫代钼：对治疗有时可有帮助。硫酸锌（150 mg/d，分 3 次服）可减少铜的吸收，不良反应轻，偶有恶心、呕吐等消化道症状。治疗必须持续终生，大多数早期治疗的患者可望完全或近于完全缓解。

2. 促进体内铜盐排泄

（1）D - 青霉胺：青霉胺是治疗本病的主要药物。常用量为每日 600 ~ 1 500 mg，分 3 次于空腹或饭前 1 小时服用；重症或晚期病例可短期服每日 2 000 ~ 3 000 mg。通常持续服 6 个月至 1 年，每 2 周应测 24 小时尿铜 1 次，如尿铜排泄量在正常范围，则可能为机体对青霉胺产生耐药或体内铜代谢已呈负平衡状态。待症状缓解后，成人可减至每日 1 000 ~ 1 400 mg，小儿每日 600 ~ 800 mg，均可采用服 10 天停 10 天，或服 7 天停 7 天，以维持缓解。青霉胺对组织驱铜作用十分迟缓，而不适用于腹型肝豆状核变性等急型或重型、晚期患者。青霉胺的排铜作用和不良反应都与剂量大小和用药时间长短呈正相关，故必须按病型、病程、严重程度及个体差异等各种因素综合考虑用量大小。通常从小剂量开始，逐渐加大，至症状基本缓解后减为维持量，一旦症状有加重趋向则应加量。

（2）二巯丙醇（BAL）：BAL 主要是利用巯基（ - SH）与铜结合，从肾脏排出。一般成人每日用 3 ~ 5 mg/kg，分 2 次，2 周或 4 周注射 10 天。不良反应多，如注射局部疼痛，结膜充血，流泪，鼻分泌物增多，流涎，多汗，恶心，呕吐，腹痛，头痛，全身酸痛，口唇、鼻、眼和阴茎烧灼样疼痛，或手、咽喉、胸部紧缩样痛，胫前局限性水肿，一过性血压增高或心率加快等。大剂量注射可导致剧烈呕吐、溶血、全身抽搐、意识障碍等严重毒性反应。由于存在上述不良反应且不易维持铜的负平衡，而被其他药物所取代。

（3）二巯基丙磺酸钠（DMPS）：该药是一种水溶性、毒性较 BAL 低的疏基络合剂。常用量为 5% DMPS 2.5 mg 肌肉或静脉注射，每日 2 次。DMPS 与 BAL 相比较，具有毒性低，不良反应轻、少，很少产生脑内铜含量一过性增高。虽然对轻症患者疗效好，但重症和晚期病例仍难获满意疗效；且 DMPS 无口服制剂，不宜用于缓解期的病例。

（4）二巯丁二钠（Na-DMS）：Na-DMS 静脉注射可用于重症病例诱导缓解，口服片剂可用于轻症或恢复期的维持缓解，是一种较为理想的驱铜剂。不良反应较轻，少数病例有恶心、呕吐、食欲减退、药疹、发热等。大剂量静脉注射往往可出现鼻出血、牙龈出血、皮肤瘀斑，偶可发生消化道大出血。停药或给予抗血纤溶芳酸等止血剂，可迅速止血。一般用 1~2.5 g Na-DMS 溶于 10% 葡萄糖液 40 ml 内静脉缓慢推注，每日 1~4 次，每 2 周或 4 周注射 10~12 天。

（5）三乙烯羟化四甲胺：每次 1 g，每日服 2 次。数周后给予维持量，每次 400 mg，每日服 3 次。

3. 对症治疗

抗精神病药物治疗精神症状；震颤和肌强直，可选用苯海索和左旋多巴、美多巴等。

4. 外科治疗

肝损害极重者可行肝移植手术。

第八章　颅内肿瘤

颅内肿瘤是指生长于颅腔内的新生物，以头痛、呕吐、视力下降、感觉障碍、运动障碍、人格障碍等为主要临床表现。颅内肿瘤可发生于任何年龄，但以 20~40 岁者最多。一般为缓慢起病，症状的演变以月、年计。转移性颅内肿瘤的发展较快，病情的变化以日、周计。根据颅内肿瘤的临床表现，中医古籍有关脑瘤的论述散见于"头痛""眩晕""呕吐"等病证中。

【病因病机】

现代医学认为，颅内肿瘤的发病原因和身体其他部位的肿瘤一样，目前尚不完全清楚。大量研究表明，细胞染色体上存在着癌基因加上各种后天诱因可使其发生。诱发脑肿瘤的可能因素有遗传因素、物理和化学因素以及生物因素等。

中医认为，脑为髓海，由肾所主，大脑功能的维持与脏腑清阳之气有关，脏腑功能强健，则清阳之气充沛，则髓脑充实，精明之府强健。若脏腑功能低下或失调，清气不升，或风冷侵袭，阳气郁滞，可见虚实不同的病变；因脑居高位为清阳之地，不论内因还是外因致病，以风邪和火邪最易引起头部病变。颅内病变有虚有实，有时虚实夹杂，病症较为复杂，辨证也较困难。但一般认为与风、痰、火侵犯脑部有关，外邪入侵或内部脏腑功能失调，致使风、痰、火之邪侵占阳位，着而不去，气血瘀滞，痰火相聚，渐成肿块。

【临床表现】

(一) 颅内压增高症状

颅内压增高的发生取决于以下因素。①肿瘤生长的速度：如肿瘤生长迅速，在很短期内就占了较大的空间，使生理调节跟不上恶化的形势，症状就很快出现，如恶性肿瘤，或虽为良性肿瘤，但肿瘤内发生了出血或囊变。②肿瘤的部位：颅后窝及中线的肿瘤，很容易引起静脉窦回流障碍和脑脊液循环通路阻塞，造成脑脊液的淤积，会较早出现颅内压增高的症状。③肿瘤的性质：发展迅速的恶性肿瘤，因都伴有明显的脑水肿，故常早期出现颅内压增高的症状。颅内压增高的症状表现为：

1. 头痛

开始时为间歇性，以早晨及夜间明显，多在额部、后枕及双颞部，以后头痛逐渐加重，呈持续性。咳嗽、用力等动作可加剧头痛，小儿和老年患者头痛常不明显只诉头晕。

2. 呕吐

剧烈头痛时常伴恶心、呕吐，呈喷射性，幕下肿瘤出现呕吐比幕上早。儿童患者可只有反复发作的呕吐为其唯一症状。

3. 眼底和视力变化

可见双侧视盘水肿，是颅内压增高的最重要体征。幕下及中线部位肿瘤较早出现。幕上良性肿瘤则出现较晚，甚至不出现。视盘水肿早期无视觉障碍，头痛剧烈时可出现一时性黑矇。晚期因继发性视神经萎缩，可有视力减退，甚至失明。

4. 复视和眼球运动障碍

颅内压增高时，因展神经在颅底行程较长，容易受压或牵拉所致。常为双侧展神经麻痹，也可一侧展神经麻痹，导致眼球外展障碍。

5. 精神症状

慢性颅内压增高可表现有反应迟钝、情感淡漠等。急性颅内压增高或脑疝时，意识水平逐渐下降至昏迷，或突然意识丧失。

6. 癫痫发作

颅内肿瘤患者可出现部分性或全面性癫痫发作，与肿瘤生长的部位、性质和是否伴颅内高压有关。

7. 脑疝

颅内压增高可导致脑组织向压力相对较低的部位移位，形成脑疝，常见者有3种：

（1）小脑幕切迹疝：通常由一侧大脑半球占位性病变，使颞叶海马沟回疝入小脑幕裂孔，压迫同侧动眼神经，早期为同侧瞳孔扩大，同时伴有进行性意识障碍。

（2）枕骨大孔疝：主要见于颅后窝占位病变，此时小脑扁桃体疝入枕骨大孔，延髓受压，出现突然昏迷、呼吸停止、双瞳孔散大。

（3）大脑镰下疝：多见于大脑半球前部的肿瘤，肿瘤将扣带回从大脑镰下挤入对侧，胼胝体受压向下移位。同侧或双侧大脑前动脉的胼周动脉受压和大脑镰压迫导致循环障碍，表现为一侧或双侧下肢不全瘫。

（二）局灶症状及体征

若颅内肿瘤位于脑重要功能区及其附近，由于压迫或破坏，导致神经功能缺失，这时诊断定位有重要意义。

1. 大脑半球肿瘤

破坏性病灶者出现偏瘫、失语、肢体感觉障碍或精神障碍；刺激性病灶者出现癫痫发作、幻嗅、幻视等症。非功能区肿瘤通常无上述症状。

2. 小脑半球肿瘤

该病可引起眼球水平震颤、病侧共济失调、肌张力低下等。小脑蚓部肿瘤可引起躯干性共济失调，小脑半球肿瘤则出现同侧肢体共济失调。

3. 桥小脑角

该病以听神经瘤最常见。早期为病侧耳鸣和进行性听力减退。逐渐出现同侧第Ⅴ、Ⅶ颅神经功能障碍和小脑症状。晚期可有舌咽和迷走神经受累。

4. 脑干肿瘤

产生交叉性感觉和（或）运动障碍。即病变侧出现颅神经受损，而病变对侧出现中枢性瘫痪。

5. 第Ⅲ脑室邻近病变

定位体征较少，主要表现是颅内压增高症状。影响下视丘时可出现睡眠障碍、体温异常、尿崩症和肥胖等。

6. 蝶鞍区肿瘤

主要结构为视交叉和垂体，典型表现是视觉和内分泌障碍。有双眼视力下降，双颞侧偏盲直至双目失明，视神经乳头原发性萎缩。嫌色细胞瘤导致肥胖、生殖无能。嗜酸性细胞腺瘤表现为肢端肥大症或巨人症。促肾上腺皮质激素（ACTH）腺瘤可致ACTH 综合征。

（三）远隔症状

远隔症状是由于肿瘤和颅内压增高引起脑组织移位时，神经受牵拉和压迫而产生的一些局部症状。如外展神经受压和牵拉而出现复视；一侧大脑半球肿瘤将脑干推向对侧，使对侧大脑脚受压产生病灶侧偏瘫等。

（四）各类不同性质颅内肿瘤的特点

1. 神经胶质瘤

来源于神经外胚叶及其衍生的各种胶质细胞，是颅内最常见的恶性肿瘤，占颅内肿瘤的 40%～45%。其中髓母细胞瘤恶性程度最高，好发于儿童颅后窝中线部位，常占据四脑室，堵塞导水管引发脑积水，对放射治疗（简称放疗）敏感；多形性胶质母细胞瘤，亦为极恶性，对放疗、化疗均不敏感；星形细胞瘤恶性程度较低，约占胶质瘤的 40%，生长缓慢，常有囊性变，切除彻底者可望根治；室管膜瘤，约占胶质瘤的 7%，亦有良、恶性之分，后者时有术后复发。

2. 脑膜瘤

脑膜瘤发生率仅次于脑胶质瘤，约占颅内肿瘤的 20%，好发于中年女性，良性居多，病程长，多见于矢状窦旁和颅底部，瘤体供血丰富，多数为颅内颅外双重供血，手术失血一般较多，如能全切，预后良好。

3. 垂体腺瘤

垂体腺瘤是来源于垂体前叶的良性肿瘤，发病率日渐增多，约占颅内肿瘤的 10%，生长缓慢，好发于青壮年。根据瘤细胞分泌功能不同分为催乳素腺瘤、生长激素腺瘤、促肾上腺皮质激素细胞腺瘤及混合性垂体腺瘤等。瘤体较小限于鞍内者可经鼻—蝶窦入路行显微手术切除，肿瘤者需经前额底部入路剖颅手术切除，大部分患者术后需加放疗，术后垂体功能低下者，应给予相应激素的替代治疗，出现尿崩症者需投以适量的抗利尿激素。

4. 听神经瘤

听神经瘤系第Ⅷ脑神经前庭支上所生长的良性脑瘤，一般位于桥小脑角，约占颅内肿瘤的 10%，良性。直径小于 3 cm 者可用 γ－刀照射治疗，大者需剖颅手术。术后应注意面神经功能障碍的保护及后组颅神经的损伤，特别是闭眼与吞咽功能有无障碍。

5. 颅咽管瘤

颅咽管瘤为先天性良性肿瘤，约占颅内肿瘤的 5%，位于鞍区，多见于儿童及青少年，男多于女。常为囊性，与周围重要结构的粘连较紧，难以全切，易复发。

【诊断要点】

1. 慢性起病，进行性加重。

2. 有颅内压增高症，如头痛、呕吐、视神经乳头水肿等。

3. 有上述局灶症状及体征。

4. X 线平片检查，可见颅内压增高及定位的证据。

5. 超声波探测，中线波向健侧移位，可见占位病变位置的大小，有的可见肿瘤病理波形。

6. 放射性核素脑扫描，可见放射性核素浓集现象。

7. 脑血管或脑室造影，可做定位及定性诊断。

8. CT 或 MRI 检查，可显示肿瘤轮廓和周围水肿带、脑室扩大或移位情况。

9. 脑电图检查，出现局限性慢波或弥散性节律异常。

【鉴别诊断】

1. 视神经乳头炎

可误认为视神经乳头水肿而作为脑瘤的诊断依据。视神经乳头炎的充血要比视神经乳头水肿明显，乳头的隆起一般不超过2个屈光度。早期就有视力减退。而视神经乳头水肿一般隆起较高，早期视力常无影响。

2. 脑蛛网膜炎

起病较急，病程进展缓慢，常有视力减退、颅内压增高和局灶性脑症状，易与脑肿瘤相混淆。但蛛网膜炎的病程较缓和，可多年保持不变，有条件可做 CT 或 MRI 检查，即可做出鉴别。

3. 良性颅内压增高

患者有头痛和视神经乳头水肿，但除了颅内压增高的体征和放射改变外，神经系统检查无其他阳性发现，各项辅助检查均属正常。

4. 硬脑膜下血肿

有明显外伤史者鉴别多无困难。患者可有头痛、嗜睡、视神经乳头水肿和轻偏瘫。在没有明确头颅外伤病史，与颅内肿瘤鉴别困难时，可做 CT 检查确诊。

5. 癫痫

脑瘤患者常有癫痫发作，因此常需与功能性癫痫做鉴别。后者多数于 20 岁以前发病，病程长而不出现神经系统异常体征或颅内压增高症状。但对于可疑或不典型的病例，应随访观察，必要时做进一步检查。

6. 脑脓肿

具有与脑瘤同样的症状，因此容易与脑瘤相混淆。脑脓肿起病急，绝大多数有全身或局部感染史，如慢性胆脂瘤性中耳炎、肺脓肿、化脓性颅骨骨髓炎、败血症、皮肤疮疖等。小儿患者常有发绀型先天性心脏病史。起病时有发热并伴有明显脑膜刺激症状。周围血常规有白细胞增多，脑脊液内有炎性细胞。细心诊察多数不难区别。

7. 脑血管疾病

脑瘤患者常有偏瘫、失语等症状，可能与脑血管病混淆。但脑血管患者年龄较大，有高血压史，起病急，颅内压增高不如脑肿瘤明显，如遇困难，可做 CT 检查。

8. 内耳眩晕症

与桥小脑角肿瘤一样可引起耳鸣、耳聋、眩晕，但无其他颅神经症状。内耳孔不扩大，脑脊液蛋白质含量不增加，可资鉴别。

9. 先天性脑积水

小儿脑瘤的继发性脑积水需和先天性脑积水做鉴别。脑瘤很少于 2 岁以前发病，而先天性脑积水自小就有头颅增大，病程较长，并常伴有智力障碍。

10. 散发性脑炎

少数散发性脑炎患者可出现颅内压增高，但散发性脑炎发病较急，全脑症状突出，脑电图是弥散性高波幅慢波，CT 检查可鉴别。

11. 神经症

无颅内压增高症状及体征，眼底无水肿，可以鉴别。

【治疗】

（一）中医治疗

1. 辨证论治

（1）气滞血瘀型：清阳脑络阻塞，症见头痛如针刺或头痛欲裂，痛有定处，或前或后，或左或右，固定不移，面色晦暗，唇紫舌青，指甲瘀斑，心悸气短，月经量少，色紫黑有块，大便干结，脉沉涩。治宜理气活血，化瘀通络，方用血府逐瘀汤合通窍活血汤加减。药用：桔梗、枳壳、槟榔各 12 g，当归、生地、川芎各 20 g，丹参、生石决明各 30 g，桃仁、红花、地龙、穿山甲（现已用其他药替代）各 10 g，赤芍、牛膝、钩藤、莪术、三棱各 15 g，水蛭 12 g。

（2）痰湿内阻型：头痛头晕，目眩耳鸣，恶心呕吐，吐出痰涎清稀，肢体麻木或沉重，视力障碍，半身不遂，谵语癫狂，神昏嗜睡，舌强不语，喉中痰鸣，或咳嗽痰多，舌质胖大，舌苔白腻而厚，脉弦紧。治宜豁痰燥湿，通络醒脑，方用涤痰汤合五苓散加减。药用：胆南星 10 g，清半夏 12 g，枳实 10 g，竹茹 10 g，陈皮 10 g，茯苓 30 g，猪苓 30 g，车前子 20 g，石菖蒲 15 g，钩藤 20 g，生石决明 30 g，生薏苡仁 60 g，牛膝 15 g，僵蚕 10 g，白花蛇舌草 30 g，蝉蜕 30 g。

（3）肝胆湿热型：头痛头晕或头昏，痛如锥刺，喷射性呕吐，面红目赤，口苦咽干，小便黄短，大便燥结，月经不调，舌质暗红或绛紫，苔黄或黄厚，脉弦数。治宜清肝泻火，化痰解毒，方用龙胆泻肝汤加减。药用：龙胆草 15 g，黄芩 12 g，山栀 10 g，生大黄 15 g（后下），野菊花 15 g，生地 12 g，赤芍 15 g，丹皮 15 g，木通 10 g，萹蓄 30 g，白茅根 30 g，僵蚕 10 g，蜈蚣 3 条，全虫 10 g，生石膏 60 g，夏枯草 30 g。

（4）脾肾阳虚型：头昏倦怠，精神不振，气短懒言，形寒肢冷，大便溏薄，小便清长，腰膝酸软，阳事不举，目眩耳聋，视力障碍，舌体胖大，边有齿痕，质淡苔白，脉沉细无力。治宜温补脾肾，方用金匮肾气丸加减。药用：黄芪 60 g，党参 20 g，熟地 10 g，山药 10 g，泽泻 10 g，肉桂 10 g，熟附子 10 g，茯苓 20 g，白术 20 g，生薏苡仁 30 g，仙鹤草 15 g，仙灵脾 15 g，夏枯草 15 g，全虫 10 g，白附子 12 g，僵蚕 12 g，土茯苓 30 g。

（5）肝肾阴虚型：头晕目眩，耳鸣耳聋，咽干口燥，腰膝酸软，颧红盗汗，五心烦热，女子月经不调，视力障碍，恶心呕吐，失眠健忘，烦躁易怒，大便干结，重则肝风内动，抽搐震颤，舌强失语，昏迷项强，斜视上吊，舌红苔少，脉弦细而数。治宜滋补肝肾，熄风镇惊，方用杞菊地黄丸加减。药用：生地 20 g，熟地 12 g，山萸肉 12 g，白芍 15 g，元参 12 g，女贞子 12 g，麦冬 15 g，石斛 12 g，当归 20 g，生牡蛎 30 g，龟板 15 g，代赭石 15 g，钩藤 15 g，菊花 12 g，枸杞 15 g，僵蚕 10 g，蜈蚣 3 条，全虫 10 g，蝉蜕 30 g。

2. 中成药

脑瘤在辨证治疗的同时，可服用以下中成药，以提高疗效。

（1）安宫牛黄丸：有清热解毒，醒脑开窍，豁痰抑瘤的功效。每次 1/2 粒，每日 2 次，一个月一疗程。

（2）犀黄丸：有清热化痰，活血止痛，散结通络的作用。对脑肿瘤出现头痛剧烈，烦躁发热，神昏谵语，苔黄腻，脉滑数有效。每次 3 g，每日 2 次。一个月为一疗程。

（3）千金化痰丸：有化顽痰、扶正气、标本兼顾的作用。对脑肿瘤头痛头晕，神昏痰盛，大便不畅，苔黄，脉滑数的痰热壅盛型疗效较好。每次 6 g，每日 2 次。

（4）醒脑再造丸：有益气活血，化痰通络的效果。用于脑瘤神昏，语涩，流涎，半身不遂，手足拘挛，舌有瘀斑，属气虚而致痰瘀阻络的脑瘤。每次 1 丸（9 g 重），每日 2~3 次，白开水送服。

（5）龟鹿宁神丸：有补养心脾，健肝益肾的作用。对脑瘤有神倦乏力，面色姜黄，失眠健忘，腰膝酸软，舌淡，脉细弱，属正气虚弱者有效。每次 1 丸，每日 2 次，温开水送服。

（6）平消片：有活血化瘀，软坚散结，消炎解毒的功效。有抑制癌细胞生长和增强免疫功能的作用。可和汤药、放疗及化疗同时应用，亦可作为巩固治疗用。每次 4 ~ 8 片，长期服用。

3. 单方验方

（1）息风软坚汤：全虫 4.5 g，蜈蚣 6 条，丹参 20 g，川芎 4.5 g，姜虫 9 g，地龙 9 g，半夏 9 g，双钩 15 g，夏枯草 30 g，贝母 9 g，女贞子 15 g，枸杞 15 g，云雾草 15 g，分心草 15 g。水煎服，日 1 剂，间日或每日 1 剂，每疗程为 30 天，服完 1 个疗程停药 5 天，继续第 2 个疗程，一般 3 个疗程病症缓解。

（2）软坚化瘀汤：夏枯草 30 g，海藻 30 g，昆布 15 g，桃仁 9 g，白芷 9 g，石见穿 30 g，王不留行 12 g，赤芍 15 g，生南星 15 g，蜂房 12 g，野菊花 30 g，生牡蛎 30 g，全虫 6 g，蜈蚣 5 条，天龙 2 条。水煎服。20 天 1 个疗程，连服 3 ~ 5 个疗程，症状改善或消失。

（3）雄姜散：老姜 100 g，雄黄 100 g。取老姜刷去泥土（不洗），用小刀挖一小洞，四壁留 0.5 cm 厚，填入雄黄粉，以挖出的姜渣封口，置陈瓦上用木炭火焙 7 ~ 8 小时，呈金黄色，脆而不焦为度，离火放冷，研细，过 80 目筛，剩余姜渣可一并焙干研细，拌入粉内，即得。外用，取安庆膏药以微火烘干，均匀撒上雄姜散，可按瘤块、痛点、穴位三结合原则选定贴敷部位，隔日换药 1 次。安徽省人民医院等用本方治疗各类肿瘤 777 例，其中脑瘤疗效最好，有效率为 70%。

（4）复方抗瘤粉：半枝莲 15 g，白花蛇舌草 30 g，黄芪 30 g，当归 15 g。共研粉，每次 6 ~ 8 g，每日 3 次。北京第二医学院附属医院用本方治疗早、中期脑胶质瘤 47 例，治愈 5 例，显效 11 例，好转 16 例，总有效率为 68%，平均生存期 14 个月。

（二）西医治疗

目前治疗脑瘤仍以手术治疗为主，辅以化疗和放疗，有颅内压增高者需同时脱水治疗。

1. 降低颅内压

颅内压增高是脑瘤产生临床症状并危及患者生命的重要病理生理环节。降低颅内压在脑瘤治疗中处于十分重要的地位。常用的方法主要有：

1）脱水治疗

脱水药物按其药理作用可分为渗透性脱水药和利尿性脱水药。前者通过提高血液渗透压使水分由脑组织向血管内转移，达到组织脱水的目的。后者促使水分排出体外，使血液浓缩，增加从组织间隙吸收水分的能力。脱水药物的作用时间一般为4～6小时。应用脱水药时应注意防止水、电解质平衡紊乱。

2）脑脊液体外引流

（1）侧脑室穿刺：通常穿刺右侧脑室额角，排放脑脊液后颅内压下降。但排放脑脊液速度不可过快，以防止颅内压骤降造成脑室塌陷或桥静脉撕裂引起颅内出血。

（2）脑脊液持续外引流：多用于开颅手术前、后暂时解除颅内压增高症状及监视颅内压变化。

3）综合防治措施

（1）低温冬眠或亚低温：多用于严重颅脑损伤、高热、躁动并有去大脑强直发作的患者。

（2）激素的治疗：肾上腺皮质激素可改善脑血管的通透性，调节血脑屏障，增强机体对伤病的反应能力，可用于防治脑水肿。应用激素时应注意防治感染，预防水、电解质紊乱。持续用药时间不宜过久。

（3）限制水钠输入量：可根据生理需要补充，注意维持内环境稳定，防止水、电解质紊乱和酸碱平衡失调。

（4）保持呼吸道通畅：昏迷患者应及时吸痰。必要时行气管插管或气管切开，以保持呼吸道通畅和保障气体交换。

（5）合理的体位：避免胸腹部受压及颈部扭曲，条件允许时可将床头抬高15°～30°以利于颅内静脉回流。

2. 手术治疗

手术是治疗脑肿瘤最常用的方法，一旦诊断确立且定位可靠时，应及早手术治疗。良性肿瘤如能切除，可获得治愈。如肿瘤生长在重要部位而不能被全部切除，也应尽可能地多切除肿瘤组织以利于缓解由于肿瘤压迫脑组织而引起的症状，也可减轻其后放疗或化疗所针对的肿瘤负荷。总之，由于多数颅内瘤生长在中枢神经系统，手术难度较大，死亡率和致残率也较高，其手术方式应根据肿瘤部位、性质及术者技术条件来决定。一般包括肿瘤切除、内减压术、外减压术、姑息手术等。

3. 放射治疗

对手术无法彻底切除的胶质瘤，在手术后可以辅以放疗，能延迟复发，延长生存期；对一些不能进行手术的部位的肿瘤，如脑干或重要功能区的肿瘤，放疗成为主要治疗方法。对放射线敏感的肿瘤，如髓母细胞瘤放疗效果较手术为佳，垂体瘤、松果体瘤可施以放疗。放疗采用的放射线有X线、β射线、γ射线及高能电子、中子和质子，使用的仪器有X线治疗机、[60]钴治疗机、感应和直线加速器等。放射剂量取决于肿瘤性质，脑组织耐受量及照射时间等因素。

4. 化学治疗

化学治疗是近年来的新发展。药物品种不少，但许多药物因血脑屏障的关系，进入脑内达不到有效浓度而归于无效。故成熟的经验很少。目前认为对脑瘤疗效较好，又能通过血脑屏障的抗癌药物包括亚硝基脲类（BCNU、CCNU）、VM$_{26}$等。如卡莫司汀（BCNU）125 mg 溶入葡萄糖液中静脉滴注，连续 2~3 天为 1 个疗程。用药后 4~6 周血常规正常可行第 2 个疗程。单用卡莫司汀有效率为 31%~57%。洛莫司汀（CCNU）与卡莫司汀作用大致相同，但可口服，对造血功能有明显的延迟性抑制作用。口服每次 80 mg，连续服用 2 天为 1 个疗程。近年来，国内第四军医大学采用恶性脑瘤埋化疗囊治疗，先手术切除部分瘤体，然后把化疗囊埋进残瘤腔内，每月向化疗囊中注射一次卡莫司汀，药物转流至瘤体内杀灭瘤细胞，短期内有效药物转流至瘤体内杀灭瘤细胞，近期有效率达 90% 以上。此法不产生全身不良反应，患者痛苦小。无须再进行放疗。

原发性脑肿瘤的联合化疗方案如下：

（1）PCV 方案

PCZ 100 mg/m^2 po d$_{1,14}$；

CCNU 100 mg/m^2 po d$_1$；

VCR 1.5 mg/m^2 iv d$_{1,14}$。

每 4 周重复 1 次。

（2）MCR 方案

CCNU 100 mg/m^2，po，每 6 周 1 次；

VCR 2 mg/m^2 iv 每周 1 次，连用 4 周，以后每 4 周 1 次；

MTX 25 mg/m^2，用法同 VCR，在 CVR 用后 2 小时静脉注射。

5. 生物学治疗

近年发现干扰素具有多种生物活性，不仅对病毒，而且对某些脑瘤有抑制增殖的效果。

6. 其他治疗

（1）溴隐亭：溴隐亭为多巴胺能药物，该药可降低各种原因引起的泌乳素（PRL）浓度升高，使之恢复正常。国外报道 12 例垂体腺瘤患者，其中 9 例为 PRL 瘤，2 例为生长激素

（GH）瘤，1 例激素浓度正常。经口服单次剂量溴隐亭 2.5 mg，8 小时后 PRL 浓度即降至基线水平的 65% ~ 95%，每日继服 2.5 ~ 7.5 mg后，有 7 例 PRL 瘤患者血清 PRL 浓度降至正常范围，且一般情况改善，溴隐亭不仅可降低垂体腺瘤患者的血中 PRL 浓度，而且可使瘤体积缩小。一般报道肿瘤回缩需用药 3 个月，也有治疗 4 ~ 6 周即见明显效果者。另有人认为，对瘤体超出蝶鞍的 PRL 瘤用溴隐亭治疗效果优于手术。更大的侵犯海绵窦的肿瘤，用该药治疗可完全替代手术，对经手术和放疗失败的肿瘤，溴隐亭就是患者的救星。一般用量 2.5 mg，从每日 1 次开始，渐增至每日 3 次，此后视病情需要而再增加，可达每日 10 ~ 30 mg。治疗肢端肥大症时，每日可用 10 ~ 60 mg。不良反应常见的有轻度恶心、呕吐、便秘、眩晕、体位性低血压和排尿性晕厥，多于开始治疗时出现，但很快消失，与食物同服可减少恶心症状。

（2）赛庚啶：通过拮抗血清素而使 ACTH 分泌减少，皮质醇降至正常，且昼夜节律及地塞米松抑制试验恢复正常，治疗垂体促肾上腺皮质激素瘤（又称 Cushing's 病）可使临床症状改善。国内有人用本药治疗 4 例 Cushing's 病患者（其中 1 例为垂体腺瘤术后），每日用量 12 ~ 20 mg，随访 6 个月至 1 年，症状稳定者 3 例，1 例病情加重。

（3）生长抑制素（SS）：SS 及其类似物可抑制垂体腺瘤分泌 PRL 和 ACTH，并可抑制由促甲状腺素释放激素（TRH）引起的 TSH 分泌和由 Nelson's 综合征、Cushing's 病引起的 ACTH 分泌，临床使用适当剂量的外源性 SS，可有针对性地治疗 GH 瘤、ACTH 瘤、TSH 瘤和 PRL 瘤等。尤其对手术、放疗或溴隐亭治疗失败的垂体腺瘤患者，单用或合用 SS 及促性腺激素释放激素更为适宜。有人治疗的 5 例 GH 瘤患者，均行垂体腺瘤切除术，但术后血 GH 仍明显高于正常，用 SS 后血 GH 全部降至正常水平，且 SS 的不良反应很小。

（4）激素类药物：已有脑膜瘤细胞体外培养试验证实，生理浓度的雌二醇和孕酮可以刺激肿瘤细胞生长，而孕酮受体拮抗剂或药理浓度的孕酮可抑制其生长。但已有的临床试用报告尚未得到满意效果，可能与脑膜瘤生长缓慢、临床疗效难以观察、病例未经性激素受体测定筛选等有关。这类药物有：

TAM：10 mg，口服，2 次/天，若 1 月内无效剂量可加倍。

AG：为雌激素合成抑制剂。用 TAM 无效者该药仍可能奏效。用法：250 mg，口服，2 次/天，2 周后改为 3~4 次/天，但日剂量不宜超过 1 000 mg，同时服氢化可的松，开始每日 100 mg（早晚各 20 mg，睡前再服 60 mg），2 周后减量至每天 40 mg（早晚各 10 mg，睡前 20 mg）。用 AG 有效者，一般在服药后 10 天左右症状缓解，如果治疗后 3 周症状无改善，则认为无效。

RU486：系人工合成的孕激素拮抗剂。实验表明，对抑制体外培养脑膜瘤的生长有明显的作用，在动物体内也有抑制肿瘤作用，但合适的临床用量尚有待探索。

MPA：100 mg，口服，3 次/天，或 500 mg，口服，2 次/天。

MA：160 mg，口服，1 次/天。在用孕酮作临床用药时，应注意，在体外试验中孕酮对脑膜瘤的作用是有争议的。

丙酸睾酮：50~100 mg，肌内注射，隔日 1 次，可用 2~3 个月。

类固醇激素：Gurcay 等在实验性脑瘤、Chen 和 Mealey 在人脑胶质瘤的组织培养中观察到类固醇激素有细胞毒作用。以类固醇激素治疗原发性脑瘤或脑转移瘤，可使症状显著好转。一般认为其治疗效果主要是消除脑水肿。当停用激素时，疗效消失，所以一般需连续应用数天或数周以维持疗效。地塞米松是最常用的类固醇激素，剂量一般为 10~20 mg/d，但有时为获得疗效可采用更大剂量。

第九章　发作性疾病

第一节 癫 痫

凡大惊大恐，损及脑神；饮食不节，脾胃受伤；热郁痰壅，蒙蔽清窍；外伤头部，神明失守等引起突然扑倒，昏不知人，口吐涎沫，两目上视，四肢抽搐；或口中发出类似猪羊叫声，移时苏醒，醒后一如常人等，称为癫痫，中医称为"痫证"。

《赤水玄珠》曰："夫痫，时发时止者是也。有连日发者，有一日三五发者。或因惊，或因怒而动其痰火。发则昏迷不知人，耳无所闻，目无所见，眩扑倒地，不省高下。甚而疯癫，目作上视，或口眼㖞斜，或口作六畜之声，将醒时，必吐涎沫。彼癫狂皆无此症也。"说明中医学早已认识了痫证病因、病机、证候特征及与他病的鉴别。同时还认识到痫证为神志损伤之疾病，其病灶在脑。

痫证昔有五痫之说，即马痫、羊痫、鸡痫、猪痫、牛痫。此外尚有风痫、惊痫、癫厥、痫痉等名。痫证发病率较高，常于儿童及青年时起发病，女性多见，经年累月不愈，影响患者健康。

【病因】

（一）现代医学认为

1. 原发性癫痫（特发性癫痫）

此类患者脑内并没有发现可以解释症状的病理变化或代谢异常。

2. 继发性癫痫（症状性癫痫）

此类患者有某种疾病为原发病因，癫痫发作只是该病的症状之一。其常见病因如下：

（1）先天性或遗传性疾病：如脑畸形、先天性脑积水、染色体异常、遗传性代谢障碍。

（2）脑部疾患：如脑部外伤、脑瘤、颅内各种感染、寄生虫病、各种脑血管病。

（3）全身性疾病：尿毒症、妊娠子痫、肝性脑病、高血压脑病、阿—斯综合征、低血糖、低血钙、低血镁、高热惊厥等。

（4）各种急、慢性中毒：铅、汞、一氧化碳、乙醇、二氧化硫等工业中毒，药物中毒及有机磷农药中毒等，均能产生痫性发作。

（5）其他：产伤、产前病毒感染或分娩时缺氧、窒息等。

癫痫的发作机制十分复杂，目前仍不十分清楚。目前认为神经元结构改变，如神经元的坏死、缺失、生化改变等，以及神经元细胞膜内外电解质紊乱、电位改变、神经递质异常等均与癫痫发作有关。

另外，遗传因素和环境因素也对癫痫的发作有一定影响，如年龄、内分泌、睡眠、疲劳、饥饿、便秘、饮酒等。

（二）中医学认为

本病之形成，大多由于七情失调，先天因素，脑部外伤，饮食不节，劳累过度，或患他病之后，造成脏腑失调，痰浊阴滞，气机逆乱，风阳内动所致，而尤以痰邪作祟最为重要。《医学纲目·癫痫》说："癫痫者，痰邪逆上也"，即是此意。

1. 七情失调

主要责之于惊恐。《素问·举痛论》："恐则气下""惊则气乱"。由于突受大惊大恐，造成气机逆乱，进而损伤脏腑，肝肾受损，则易致阴不敛阳而生热生风。脾胃受损，则易致精微不布，痰浊内聚，经久失调，一遇诱因，痰浊或随气逆，或随火炎，或随风动，蒙蔽心神清窍，是以痫证作矣。

2. 先天因素

痫证之始于幼年者，与先天因素有密切关系。所谓"病从胎气而得之"，前人多责之子"在母腹中时，其母有所大惊"所致。若母体突受惊恐，一则导致气机逆乱，二则导致精伤而肾亏，所谓"恐则精却"。母体精气之耗伤，必使胎儿的发育产生异常，出生后，遂易发生痫证。

3. 脑部外伤

由于跌仆撞击，或出生时难产，均能导致受伤。外伤之后，则神志逆乱，昏不知人，气血瘀阻，则络脉不和，肢体抽搐，遂发癫痫。

此外，或因六淫之邪所干，或因饮食失调，或患他病之后，均可致脏腑受损，积痰内伏，一遇劳作过度，生活起居失于调摄，遂致气机逆乱而触动积痰，痰浊上扰，闭塞心窍，壅塞经络，发为痫证。

综上所述，本病以头颅神机受损为本，脏腑功能失调为标。而先天遗传与后天所伤是为两大致病因素。概由痰、火、瘀为内风触动，致气血逆乱，清窍蒙蔽故发病。其脏气不平，阴阳偏胜，神机受累；元神失控是病机的关键所在。

【临床表现】

1. 部分性发作

最先的临床和脑电图变化指示，开始的神经元群活动限于一侧大脑半球的某个部分，通常有两种情况。

（1）单纯部分性发作：单纯部分性发作也称局灶性发作。不伴意识障碍，脑电图变化在症状对侧相应的皮质区域。表现为运动、感觉、自主神经及精神方面的异常。如肢体或面部抽搐，麻木疼痛，嗅觉、听觉、视觉异常、出汗、口渴、言语记忆障碍及强迫思维等。

（2）复杂部分性发作：复杂部分性发作有上述的简单部分性发作的症状，同时伴有意识障碍。脑电图有单侧或双侧异常，多在颞部或额颞部。也称精神运动性发作。

（3）部分发作发展成全面性发作：发作中脑电图变化迅速扩散，醒后若能记得住部分性发作时的某个症状，即称先兆。可表现为单纯部分性发作或复杂部分性发作继发全面性发作，也可单纯部分性发作发展成复杂部分性发作，然后继发全面性发作。

2. 全面性发作

无论有无抽搐、临床变化指示双侧大脑半球自开始即同时受累，脑电图变化双侧同步，可早期出现意识障碍。

（1）失神发作：以短暂的意识障碍为特征，又称小发作。多见于儿童，有典型失神发作、肌阵挛性失神发作、不典型的失神发作以及伴有其他表现的复合型失神发作等多种亚型。以典型失神发作较多见，表现为突然一过性的意识中断，固定在原来的姿势，两眼凝视，呼之不应，持续几秒钟，一般不超过 10 秒，发作后不能回忆。此时脑电图为 3 次/秒的棘慢波综合，广泛性两侧同步。常找不到脑部病变，可与遗传因素有关，预后较好。不典型失神发作时脑电图可有两种形式，10 次/秒的棘慢波综合，异常放电为两侧性，不规则，不对称，常为弥散性脑病变的表现，有智力改变，抗癫痫药效果差，因此，预后不良。

（2）肌阵挛发作：肌阵挛发作为突然、短暂、快速的肌收缩，可遍及全身，也可限于面部、躯干或肢体。可能单个发生，但常见快速重复。脑电图示多棘—慢波、棘—慢波或尖—慢波。

（3）强直性发作：强直性发作为全身进入强烈的强直性肌痉挛。肢体伸直，头、眼偏向一侧，躯干强直造成角弓反张，常伴有自主神经症状如苍白、潮红、瞳孔散大等。脑电图示低电位快活动，或约 10 Hz 波。波幅逐渐增高。

（4）强直—阵挛发作（大发作）：强直—阵挛发作以意识丧

失和全身抽搐为特征。发作分 3 期。①强直期：所有的骨骼肌呈现持续性收缩。突然意识丧失，跌倒在地，上睑抬起，眼球上窜，喉头痉挛发出尖叫，口先张后闭。颈及躯干先屈曲而后反张。双上肢屈曲强直，下肢自屈曲变为强烈伸直。持续 10 ~ 20 秒，进入阵挛期。②阵挛期：全身肌肉节律性抽搐，先快后渐慢，持续 0.5 ~ 1 分钟抽搐突然停止。在以上两期中，同时出现心率增快，血压升高，汗、唾液和支气管分泌增多，瞳孔扩大等。呼吸暂停时，皮肤由苍白转为发绀，瞳孔对光反射和浅、深反射消失。③惊厥后期：呼吸首先恢复，心率、血压、瞳孔等渐恢复正常。肌张力松弛，意识渐苏醒。历时 5 ~ 10 分钟。

（5）强直—阵挛发作持续状态：即大发作连续状态。强直－阵挛发作持续 30 分钟以上，或一次大发作后意识尚未恢复，又出现另一次大发作，如此重复发作不停称为癫痫持续状态。

（6）阵挛性发作：阵挛性发作为全身重复性阵挛发作。恢复较快。脑电图见快活动、慢波、偶有棘—慢波。

（7）无张力发作：部分肌肉或全身肌肉的张力突然降低，造成垂颈、张口、肢体下垂或跌倒。脑电图示棘—慢波或低电位快活动。

【诊断要点】

诊断程序应首先确定是否为癫痫，然后判定癫痫的类型和病因。

诊断要点：①病史提供的发作过程和表现符合各类癫痫的表现形式；②继发性癫痫可发现阳性体征；③有关实验室及其他检查，如脑电图、CT、MRI 等，可提供相关诊断依据。

【鉴别诊断】

1. 癔症

需与强直—阵挛发作鉴别，其鉴别点为：①常在有人在场及情感刺激后发作；②发作时间较长，常达数十分钟至数小时；③发作形式无规律，瞳孔、角膜反射无改变；④无尿失禁，无舌咬伤等。

2. 昏厥

需与失神发作鉴别，其鉴别点为：①昏厥多有情感刺激或疼痛刺激史；②多在脱水、出血、持久站立、排尿、咳嗽时发生；③发作时脸色苍白、眼前发黑、出冷汗，且意识和体力恢复较慢。

3. 与一些常见的全身性疾病鉴别，如低血糖、低血钙等。

【治疗】

（一）中医治疗

1. 辨证论治

1）发作期

（1）阳痫：病发前多有眩晕、头痛而胀、胸闷乏力、喜伸欠等先兆症状，或无明显症状，旋即仆倒，不省人事，面色潮红，紫红，继而转为青紫或苍白，口唇发绀，牙关紧闭，两目上视，项背强直，四肢抽搐，口吐涎沫，或喉中痰鸣，或发怪叫，甚则二便自遗。移时苏醒，除感疲乏、头痛外，一如常人，舌质红，苔多白腻或黄腻，脉弦数或弦滑。治宜清化痰热，息风定痫。方药：清热镇惊汤。石决明、紫石英、龙胆草、栀子、木通、大黄、干姜、天竺黄、胆南星、远志、石菖蒲、天麻、钩藤、麦冬。痫情骤急，不及煎药内服者，可先用针刺，似促其苏醒，后再投以煎剂。或予醒脑静注射液 20 ml 加入 5% 葡萄糖液

250 ml 中静脉点滴，或予清开灵注射液 40 ml 加入 5% 葡萄糖液 250 ml 中静脉滴注，以清热涤痰，开窍醒脑。

（2）阴痫：发痫时面色黯晦萎黄，手足清冷，双眼半开半合而神志昏愦，偃卧拘急；或颤动、抽搐时发，口吐涎沫，一般口不啼叫；或声音微小，也有仅表现为呆木无知、不闻不见、不动不语，但一日数十次发作。醒后全身疲惫瘫软，数日后逐渐恢复。舌淡苔白腻，脉沉细或沉迟。治宜温阳除痰，顺气定痫。方药：五生丸合二陈汤。生南星、生半夏、生川乌、白附子、黑豆、陈皮、茯苓、甘草。可急以针刺人中、十宣穴开窍醒神，或配合用参附注射液 20 ml 加入 5% 葡萄糖液 250 ml 中静脉滴注。

2）休止期

（1）风痰闭阻：在发作前常有眩晕、脚闷、乏力等症状，亦有并无明显先兆者。发则突然跌倒、神志不清、抽搐吐涎，或尖叫，以及大小便失禁等。也有仅短暂神志不清，或精神恍惚无抽搐。舌苔白腻，脉多弦滑。治宜涤痰息风，开窍定痫。方药：定痫丸。竹沥、石菖蒲、胆南星、法半夏、天麻、全蝎、僵蚕、琥珀、远志、茯苓、丹参、麦冬。可加钩藤、白蒺藜以增强息风定痫之力。若痰黏稠者可加天竺黄、浙贝母、郁金以涤痰除浊开窍。

（2）肝火痰热：发作时昏仆、抽搐、吐涎，或有叫吼声。平时情绪急躁，心烦失眠，咳痰不爽，口苦而干，便秘，舌红苔黄腻，脉弦滑数。治宜清肝泻火，化痰开窍。方药：龙胆泻肝汤合涤痰汤。龙胆草、黄芩、栀子、木通、柴胡、泽泻、车前子、法半夏、胆南星、石菖蒲、枳实、陈皮、竹茹、茯苓。原方可加入石决明、钩藤以潜阳息风定痫；若大便秘结甚者加大黄；若痰黏稠者可加竹沥。

（3）肝肾阴虚：痫证发作日久，记忆力减退，失眠多梦，眩晕腰酸或大便干燥，舌红苔少，脉细数。治宜滋补肝肾。方药：左归丸。熟地黄、山茱萸、山药、枸杞、菟丝子、鹿角胶、龟板胶。可选加牡蛎、鳖甲以滋阴潜阳；柏子仁、磁石、朱砂以宁心安神；川贝母、天竺黄、竹茹以清热除痰；如心中烦热者可加焦栀子、莲子心；大便干燥者可加玄参、火麻仁以润肠通便。

4）脾胃虚弱：痫证发作日久，神疲乏力，眩晕时作，食欲不佳，面色无华，大便溏薄，或恶心呕吐。舌质淡，脉濡弱。治宜健脾益气化痰。方药：六君子汤。党参、茯苓、白术、炙甘草、陈皮、法半夏。恶心呕吐者可加竹茹、枳壳以增和胃止呕之力；便溏加薏苡仁、扁豆以健脾化湿；还可选加远志、石菖蒲、胆南星以除痰浊，宁心神。

2. 中成药

（1）青阳参片：用治各种类型癫痫及小儿痉挛等。成人剂量 15～20 mg/kg，一般每日 6～8 片，最多不超过 12 片；儿童 10～15 mg/kg，一般每日 1～1.5 片，最多不超过 2 片。日 1 次，连服 2 天停 1 天或隔日服。

（2）癫痫宁片：成人每次 1.2～1.8 g，每日 2～3 次，视病情而定。儿童酌减。

（3）小儿祛风定惊丸：6 个月以内小儿慎用，6 个月至 1 岁小儿每次 1/2 丸，1～3 岁每次 1 丸，均每日 2 次。

（4）牛黄镇惊丸：每次 1 丸（1.5 g），每日 2 次。

（5）琥珀抱龙丸：每次 1 丸（1.5 g），每日 2 次。

3. 验方

（1）丹参 30 g，赤芍 12 g，红花 4.5 g，川楝子 9 g，青皮、陈皮各 9 g，白芷 6 g，合欢皮 30 g。水煎服。治疗气滞血瘀之痫证。

（2）丹参 30 g，川芎 9 g，红花 4.5 g，半夏 9 g，胆南星 6 g，地龙 9 g，僵蚕 9 g，夜交藤 30 g，珍珠母 30 g。水煎服。治疗痰瘀交阻，肝风内动之痫证。

（3）柴胡 15 g，黄芩 12 g，白芍 12 g，甘草 10 g，清半夏10 g，党参 10 g，生姜 4 片，大枣 5 枚，生龙骨 15 g，生牡蛎15 g。每日 1 剂，水煎服。对癫痫大小发作均有效，但用于小发作优于大发作者。

（4）巴豆 5 g，杏仁 20 g，赤石脂、代赭石各 50 g，巴豆去皮，压挤去油制成巴豆霜取诸药共研细末，制成大豆大小蜜丸。每次 3 粒，每日 3 次，1~2 个月为 1 个疗程。

（5）胆南星、全虫各 20 g，法夏、陈皮、浙贝、石菖蒲、远志、茯神、僵蚕、郁金各 30 g，钩藤、丹参各 60 g。研粉，另用姜汁、竹沥各 30 g，甘草 60 g 煎水与上药和丸，每丸重 10 g。发作时开水化药丸 2 粒，灌服。也可于发作前有预兆时服药丸2 粒。

4. 针灸治疗

对痫证急性发作时，可选。主穴：人中、涌泉。配穴：内关、足三里。治法：先针人中，而后针涌泉。片刻即可苏醒。有恶心、全身无力者，次日可针内关、足三里。耳针：可取胃、皮质下、神门、枕、心等穴。每次用 3~5 穴，留针 20~30 分钟，或埋针 3~7 天。埋线：取大椎、腰奇、鸠尾穴，备用翳明、神门穴。每次用 2~3 穴，埋入医用羊肠线，隔 20 天 1 次，常用穴和备用穴轮换使用。割治：第一次用大椎、癫痫、腰奇；第二次用陶道、膈俞（双）、命门；第三次用身柱、肝俞（双）、阳关。割长约 0.5 cm 切口，将皮下纤维组织挑净，然后在穴位上拔玻璃火罐，半小时后取下，每周割一次，3 次为 1 个疗程。挑治：取穴以任、督二脉穴位为主，用高压消毒三棱针挑刺，使局部出血 2~3 滴，如绿豆大，起初每周 1 次，随发作间距的延长，可半月或 1 个月 1 次。

针灸治疗癫痫近年来以针刺方法居多，灸法应用渐少，在选穴上多选督脉、任脉穴位。如针刺任、督二脉穴位为主治疗癫痫，可主穴身柱、神道及两穴之间的第 4 椎下，直刺 3 ~ 4 cm，每穴灸 3 ~ 5 壮；鸠尾穴斜刺 2 ~ 4 cm，如发作时针刺人中、太冲、长强，隔日 1 次，12 次为 1 个疗程，间隔 7 天，一般治疗 1 ~ 4 个疗程，收效明显。

对运动性癫痫，也可用长针和头针为主治疗，采用大椎透灵台、至阳透筋缩、臀中透命门、腰奇透长强、神庭透囟会、百会透后顶、璇玑透膻中、鸠尾透中脘、内关、丰隆、太冲及双侧顶颞前线，凡任、督二脉穴位用 26 号 10 ~ 17 cm 毫针强捻转 1 分钟，头部用 28 号 5 ~ 8 cm 毫针小幅度快提插手法，而四肢穴位用电针选用断续或疏密波，每次治疗 30 ~ 45 分钟，隔日 1 次，10 次为 1 个疗程，疗程间隔 3 ~ 5 天。有较好疗效。

对久治不效的癫痫患者，可选用头针取胸腔区、运动区、晕听区、制癫区、舞蹈震颤区等，均双侧取穴，隔日 1 次，10 次为 1 个疗程。多能收效。也可选用头针取穴结合电针，对大小发作取运动区，伴有精神症状者取情感区，对侧有头痛、肢体疼痛、麻木等感觉异常的取感觉区，全部使用 ZX - 5 型综合治疗机，用 26 号毫针刺入后通电，脉冲频率为每分钟 150 ~ 200 次，治疗时间 30 分钟，15 天为 1 个疗程，休息 7 天，一般治疗 2 ~ 3 个疗程，有较好的疗效。

（二）西医治疗

1. 病因治疗

如对低血钙、低血糖、脑寄生虫病、脑瘤等，应根据病情给予相应治疗。

2. 用药原则

若诊断成立，每年发作 2 次以上，可进行药物治疗。用药原则如下。

（1）根据癫痫发作类型选择药物：全面性强直—阵挛发作选用卡马西平、苯妥英钠、苯巴比妥、丙戊酸钠；部分性发作，选用卡马西平或苯妥英钠、苯巴比妥；失神发作（小发作），选用乙琥胺、丙戊酸钠、氯硝西泮；复杂部分性发作选用卡马西平、苯妥英钠、扑痫酮。

（2）尽可能应用单药治疗，对新发癫痫患者，原则上只用一种抗痫药。

（3）剂量与合并用药：药物剂量原则上是从小剂量开始，逐渐增至治疗剂量，当一种药物效果不满意，或是为了拮抗第一种药物的不良反应时，可合并使用第二种药物。在撤换和增加药物时，必须在3~4天递减要撤换的药物，同时递增新用的第二种药物，突然停药可诱发癫痫持续状态。

（4）随访：定期随访可了解药物疗效，并可按照血液药物浓度监测的结果来指导剂量调整，同时根据有无不良反应及时进行减量、停药或更换。

（5）坚持长期规律治疗：癫痫治疗是一个长期过程，特发性癫痫通常在控制发作1~2年后、非特发性癫痫在控制发作3~5年才考虑减量和停药，部分患者需终生服药。治疗中应取得患者和家属的配合，让他们了解病情、所用药物疗效及可能产生的不良反应等，记录发作次数和发作类型帮助评估疗效，使患者在治疗过程中始终有信心和耐心。

（6）掌握停药时机及方法：通过正规系统的治疗，约40%的癫痫患者可以完全停药。能否停药、何时停药主要根据癫痫类型及病因、发作已控制的时间、难易及试停药反应等。特发性强直—阵挛发作、典型失神发作或癫痫发作较快被控制的患者完全停药机会较大；症状性癫痫及复杂部分性发作、强直性发作、非典型失神发作或兼有多种形式发作的患者通常需长期治疗。停药过程应根据病情，通常在1~2年逐渐减量，如减量后有复发趋势或EEG有明显恶化，应再恢复原剂量。如需换药时，两种药物应有约1周的重叠用药期，然后原用药物逐渐减量至停药，新用药物逐渐增至有效剂量。

3. 发作时的治疗

1）一般处理

对于大发作的患者，要避免发作时误伤。让患者侧卧位，解开衣领、腰带，使其呼吸通畅。用毛巾或外裹纱布的压舌板塞入齿间，以防舌被咬伤。抽搐时不得用力按压肢体，以免骨折。抽搐停止后，将头部转向一侧，让分泌物流出，避免窒息。

2）癫痫持续状态的处理

癫痫持续状态是严重而紧急的情况，必须设法于最短的时间终止发作，并保持 24～48 小时不再发作。

（1）地西泮：是治疗各型癫痫持续状态的首选药物，其特点是作用快，一般 2～3 分钟即可生效。常缓慢静脉注射，1 mg/min，一般成人 10～20 mg，5 岁以上儿童 5～10 mg，5 岁以下 1 mg 可控制发作，因本品代谢快，半衰期短，故需给 100～200 mg 地西泮溶于 5% 葡萄糖液 500 ml 于 12 小时内缓慢静脉滴注，或用苯巴比妥 4～6 mg/kg 肌内注射，6～8 小时 1 次，以维持疗效。

（2）苯妥英钠：对惊厥发作极为有效，因其能迅速通过血脑屏障，故用负荷量能使脑中很快达到有效浓度，无呼吸抑制及减低觉醒水平的不良反应。用量 15～18 mg/kg 静脉注射，以生理盐水做溶剂，速度 500 mg/min。约 80% 的患者在 20～30 分钟停止发作。

（3）异戊巴比妥钠：0.5 g 溶于注射用水 10 ml 内，以每分钟不超过 0.1 g 的速度静脉注射可迅速控制癫痫状态。儿童剂量：1 岁为 0.1 g，5 岁为 0.2 g。

（4）副醛：1～10 ml（儿童 0.3 ml/kg）用植物油稀释做保留灌肠。

（5）10% 水合氯醛：20～30 ml（儿童 0.5 ml/kg）保留灌肠

以控制癫痫状态。

（6）氯硝西泮：据报道，各种不同类型的癫痫状态静脉注射氯硝西泮后，大多可在几分钟内获得良好的止痫效果，一般首次用量 3 mg，以后每日 5 ~ 10 mg 静脉滴注。

（7）氯羟西泮：其抑制惊厥能力比地西泮大 5 倍，作用时间比地西泮长 3 ~ 4 倍，半衰期 12 ~ 16 小时，静脉注射 4 ~ 5 mg 后 80% ~ 100% 的患者在 2 ~ 3 分钟停止发作。半数患者作用时间可达 1 天以上，对呼吸抑制和地西泮一样，目前仅国外用于临床。

（8）氯甲噻唑：对顽固性癫痫持续状态应用此药效果好。本药半衰期短（仅为 46 分钟左右），故适于连续静脉滴注。4 ~ 5 g 加入 10% 葡萄糖液 500 ml 中静脉滴注，每分钟不超过 80 滴，控制抽搐后再缓慢撤药。并给予苯巴比妥钠维持。其不良反应有高热、血栓性静脉炎。目前国内应用很少。

（9）肌肉松弛剂：对抽搐无法控制且已出现明显呼吸抑制的患者，还可以使用肌肉松弛剂。需配合插管行人工呼吸，并停用对呼吸有抑制作用的抗癫痫药。如筒箭毒碱和泮库溴铵。

（10）其他：采用上述治疗措施 1 小时内癫痫持续状态仍不能控制，则考虑全身麻醉（如乙醚全麻、低温全麻、硫喷妥钠、氟烷）或使用利多卡因 50 ~ 100 mg 静脉推注。如有效可再用利多卡因 50 ~ 100 mg 溶于 5% 葡萄糖液 250 ml 中以每分钟 1 ~ 2 mg 速度滴注。

2）并发症的处理

（1）脑水肿：为严重缺氧所引起，脑水肿又易导致癫痫大发作而形成病理性循环，使抗痉药物难以进入脑组织；另一方面脑水肿可造成颅内压增高，循环衰竭死亡或留下永久性脑损害。此时应尽早使用 20% 甘露醇等高渗脱水治疗。

（2）呼吸衰竭：严重的癫痫持续状态常使呼吸道分泌物增

多，并发呼吸道感染，或由于某些抗痫药物对呼吸的抑制，均可产生呼吸衰竭；另外，呕吐物和呼吸道分泌物亦可引起呼吸道的阻塞和吸入性肺炎产生呼吸衰竭。因此，应保持患者呼吸道通畅，分泌物过多可皮下注射阿托品 0.5 mg，也可适当应用呼吸中枢兴奋剂。

（3）其他：维持正常的心肺功能，把血糖，水、电解质，酸碱度及体温应尽可能调节到正常水平，感染用抗生素，肿瘤用化疗或手术治疗等。

4. 癫痫间歇期的治疗

癫痫患者在间歇期应定时服用抗癫痫药物。用药原则：①不间断地长期用药，直到完全控制发作 2 年以上，方可逐渐减量而至停药。②一般情况选用一种抗痫药，剂量要足够；如不能控制再增添第二种抗痫药，两种药物应用仍无效者，可更换一种或增加一种抗痫药量。③更换药物时一定要渐减原药量，渐添新药，且应在 1~2 周换毕。④掌握发作规律，安排用药时间和剂量，发作无一定规律者一般早晨、午后、睡前各服 1 次，夜间发作者重点在睡前用药。经期发作者，经前数日即应加大剂量。

下列药物应依次选用，单用无效再联合用药：

（1）大发作：苯妥英钠，每日 3~8 mg/kg，分 3~4 次服；苯巴比妥，3~6 mg/kg，分 2~3 次服；扑痫酮，12~25 mg/kg，分 3~4 次服；卡马西平，10 mg/kg，分 3 次服；丙戊酸钠，3~6 岁每日 0.4~0.6 g，6 岁以上每日 0.6~1 g；盐酸苯海索，6 岁以下 1 mg，每日 3 次，6 岁以上 2 mg，每日 3 次，睡前加服 2 mg，不能完全控制者加至 4 mg，每日 3 次；地西泮，0.5 mg/kg，分 3~4 次服。

（2）小发作：乙琥胺，6 岁以下 250 mg，每日 2 次，6 岁以上 250 mg，每日 3 次；苯琥胺，250~500 mg，每日 2~3 次；三甲双酮，6 岁以下 0.1~0.3 g，每日 3 次，6 岁以上 0.2~0.6 g，

每日 3 次；丙戊酸钠、氯硝西泮，其作用比地西泮及硝西泮强 5 倍，体重 30 kg 以下儿童，开始为 0.01 ~ 0.03 mg/kg，分 2 ~ 3 次口服，每 3 天增加 0.25 ~ 0.5 mg，至维持量每日 0.1 ~ 0.2 mg/kg。

（3）局限性发作：同大发作。

（4）精神运动性发作：精神运动性发作可选扑痫酮、卡马西平、苯妥英钠。

（5）植物性发作（间脑发作，腹型癫痫）：植物性发作可用苯妥英钠、苯巴比妥、扑痫酮、乙酰唑胺、卡马西平等，其中首选苯妥英钠和苯巴比妥。

（6）婴儿痉挛症：首选肾上腺皮质激素（如 ACTH、泼尼松、泼尼松龙、可的松），次选硝西泮、氯硝西泮，也可同时服用苯巴比妥或乙琥胺。在发病早期有人主张试用大剂量维生素 B_6，每日 10 ~ 15 mg/kg，连用 2 周。在此不详述。

（7）混合性发作：一般需联合应用多种药物，方能控制发作。

（8）新抗痫药：如托吡酯、拉莫三嗪等，已在国内用于临床，其余如加巴喷丁、左乙拉西坦、奥卡西平，有的已在国内完成临床试验，有的已上市或正在做上市前临床试验，不久即可用于临床。但这些药物均为二线药物（表 9 - 1）。

表 9 – 1 国际抗癫痫联盟推荐的用药方案

类 型	一线药物	二线药物
仅有全身性发作	丙戊酸	托吡酯 拉莫三嗪
青少年肌阵挛发作	丙戊酸	托吡酯 拉莫三嗪
失神发作	乙琥胺 丙戊酸	托吡酯 拉莫三嗪
Lennox – Gastaut 综合征	托吡酯 非尔氨酯 拉莫三嗪	苯二氮䓬类 丙戊酸 氨己烯酸 唑尼沙胺 苯巴比妥
West 综合征	激素 丙戊酸 氨己烯酸	托吡酯 拉莫三嗪 唑尼沙胺 苯二氮䓬类 维生素 B_6
部分性发作	卡马西平	拉莫三嗪 奥卡西平 苯妥英类 托吡酯 丙戊酸
以部分性发作起病继发全面发作	卡马西平	拉莫三嗪 奥卡西平 托吡酯
肌阵挛	丙戊酸 乙琥胺	拉莫三嗪 托吡酯

①托吡酯：为天然单糖基右旋果糖硫代物，对单纯部分性发作、继发 GTCS、Lennox – Gastaut 综合征和婴儿痉挛症等均有一定疗效。半衰期 20 ~ 30 小时。常规剂量成人 75 ~ 200 mg/d，儿童 3 ~ 6 mg/（kg·d），应从小剂量开始，在 3 ~ 4 周逐渐增至治疗剂量。可有厌食、体重减轻、找词困难、肾结石、精神症状等不良反应，但很少出现严重不良反应。

②拉莫三嗪：对部分性发作、大发作和 Lennox – Gastaut 综合征有效。胃肠道吸收完全，经肝脏代谢，半衰期 20 ~ 30 小时，合用丙戊酸可延长至 70 ~ 100 小时。成人起始剂量 25 mg，2 次/天，之后缓慢加量，维持剂量 150 ~ 300 mg/d；儿童起始剂量 2 mg/（kg·d），维持剂量 5 ~ 15 mg/（kg·d）；与丙戊酸合用剂量减半或更低，儿童起始剂量 0.2 mg/（kg·d），维持剂量 2 ~ 5 mg/（kg·d）。经 4 ~ 8 周逐渐增加至治疗剂量，不良反应较少，加量过快时易出现皮疹。

③加巴喷丁：可作为部分性发作和大发作的辅助治疗。不经肝代谢，以原型由肾排泄。起始剂量 300 mg，3 次/天，维持剂量 900~4800 mg/d，分 3 次服。

④菲氨酯：对部分性发作和 Lennox - Gastaut 综合征有效，可用作单药治疗。起始剂量 400 mg，维持剂量 1 800~3 600 mg/d。90% 以原型经肾排泄，可出现再生障碍性贫血和肝毒性。

⑤氨己烯酸：用于部分性发作、继发性大发作和 Lennox - Gastaut 综合征，对婴儿痉挛症有效，也可用作单药治疗。主要经肾脏排泄，不可逆性抑制 GABA 转氨酶，增强 GABA 能神经元作用。起始剂量 500 mg，2 次/日，每周增加 500 mg，维持剂量 2~4 g/d，分 2 次服。

⑥奥卡西平：为卡马西平的 10 - 酮基衍生物，口服完全吸收，生物利用度 96%，半衰期仅 1~2 小时，无药物代谢自身诱导及极少药动学相互作用，作用机制和临床特征同卡马西平。

⑦唑尼沙胺：作用于钠通道及 T 形钙通道，口服吸收好，生物利用度高，半衰期 27 小时，非线性药动学。临床上用于部分性发作，全身性强直—阵挛发作，失张力发作，不典型失神发作及肌阵挛性发作。

⑧噻加宾：选择性抑制神经元及神经胶质细胞对 GABA 的重吸收，使突触间隙部位的 GABA 浓度增高。口服吸收快，生物利用度为 95%，肝中代谢但不影响肝酶，蛋白结合率 96%，半衰期为 4~8 小时，可用于复杂部分性发作及继发性 GTC。

⑨左乙拉西坦：口服吸收快，进食不影响其生物利用度，为线性药动学，半衰期 6~8 小时，蛋白结合率低，不被细胞色素 P450 代谢，66% 以原型从肾排出，主要不良反应为嗜睡、乏力、头昏，另外还可有行动异常、激动、焦虑不安、抑郁、幻觉、健忘、共济失调等。

5. 运用抗癫痫药时应注意的问题

（1）药物的选择需参照癫痫发作类型和治疗后的效果而定。用量一般自最低治疗量开始，逐渐调整剂量至能控制发作又不出现毒性反应为度。在儿科多数人主张先用苯巴比妥。尽量使用单一药物治疗，对混合型发作顽固的耐药患者需联合用药。

（2）药物的更换应逐渐过渡，更换期间可在原药上加用新药物，然后逐渐减少或停用原药物。突然换药或停药，均可导致癫痫持续状态，应予避免。

（3）凡原发性癫痫或继发性癫痫原因无法去除者，应进行有计划的、长期的药物治疗，一些继发性癫痫在病因治疗中或其后也需药物控制癫痫发作。颅内占位性病变所致的癫痫，在手术前后都需要进行一段时间的抗癫痫治疗。

（4）大发作和局限性发作在完全控制 2~5 年，小发作完全控制 1 年后，可考虑终止治疗。但停药必须通过缓慢减量，其过程在大发作和局限性发作不少于 1 年，在小发作不少于 6 个月，停药后若复发，则重新给药如前。精神运动性发作很少能完全控制，抑或有之，也需长期维持较小剂量。

（5）用药期间除经常进行躯体及神经系统检查外，必须定期化验血常规及检查肾功能，以便及时发现中毒现象，并采取相应的措施。

第二节　偏头痛

偏头痛是一种以反复发作的严重头痛为特征的慢性疾病，通常为单侧、搏动性头痛，经常伴有恶心、呕吐、畏光、畏声等一系列症状。偏头痛是人类最常见的疾病之一，大约 10% 的人患有偏头痛。美国的一项偏头痛调查结果显示，偏头痛一年的患病率为10%～12%，其中25%的女性每月有4次或更多的严重发作。该病发病年龄以20～45岁多见，45%的患者在儿童和青春期起病，但1～12岁的儿童发病并不少见，首次发病在10岁以下者占25%。男孩发病年龄小于女孩。

【病因】

现代医学认为，病因尚未完全明了，可能与下列因素有关。

1. 遗传

约60%的偏头痛患者有家族史，其亲属出现偏头痛的危险是一般人群的3～6倍，家族性偏头痛患者尚未发现一致的孟德尔遗传模式，反映了不同外显率及多基因遗传特征与环境因素的相互作用。家族性偏瘫型偏头痛是明确的有高度遗传外显率的常染色体显性遗传，已定位19p13（与脑部表达的电压门P/Q钙通道基因错义突变有关）、1q21和1q31等三个疾病基因位点。

2. 内分泌与代谢因素

女性较男性易患偏头痛，偏头痛常始于青春期，月经期发作加频，妊娠期或绝经后发作减少或停止。此外，5-羟色胺、去甲肾上腺素、P物质和花生四烯酸等代谢异常也可影响偏头痛的发生。

3. 饮食与精神因素

偏头痛发作可由某些食物诱发，如含酪胺的奶酪，含亚硝酸盐防腐剂的肉类如（热狗或熏肉），含苯乙胺的巧克力，食品添加剂如谷氨酸钠（味精），红酒及葡萄酒等。禁食、紧张、情绪、月经、强光和药物［如口服避孕药，血管扩张剂（如硝酸甘油）］等也可诱发。

偏头痛的发作过程先是由于颈内动脉收缩，出现先兆，继之颅外动脉扩张出现头痛。引起这个过程的机制至今尚未阐明，研究认为是多因素的。在本病的发生过程中存在着血小板高度的激活和释放反应。发作时血小板内单胺氧化酶活性降低，花生四烯酸代谢增强，其具有强烈缩血管作用的代谢产物血栓烷 A_2 增加；具有维持颅内外动脉张力性收缩的 5 - 羟色胺迅速分解，而引起颅内血管的扩张；血小板内钙含量明显升高。研究表明血小板颗粒膜蛋白 140 能促进这一反应，加重了血小板舒缩功能障碍。

近年发现血镁缺乏、血浆降钙素基因相关肽显著升高与偏头痛密切相关。前者通过镁盐治疗效果满意，从而提出偏头痛是中枢神经元过度兴奋状态可能对镁有依赖的定义。后者在三叉神经含量最丰富，是强烈的舒血管物质，因而有提出三叉神经血管反射假说，认为某种因素激活了脑血管周围的三叉神经末梢，释放某些神经肽，使脑膜血管过度舒张，并产生无菌性炎症，而致头痛等临床症状。

【临床表现】

女性多于男性，发病多在青年或成人早期。发作频率不定，多有家族史。

1. 典型偏头痛

此型占全部偏头痛的 15% ~ 18%，视觉先兆最为常见，表现为亮光、暗点、异彩、黑朦、偏盲等。先兆多于头痛前 1 小时内发生，可持续 5 ~ 60 分钟。先兆消失后出现剧烈头痛，约 2/3 的患者头痛位于一侧，1/3 的患者头痛位于两侧或左右交替。头痛为搏动性或钻痛，常伴有恶心、呕吐、畏食等。患者面色苍白、精神萎靡、畏光、畏声。头痛一般持续数小时至十余小时，进入睡眠后消失。

2. 普通型偏头痛

此型约占偏头痛的 80%。70% 的患者有头痛家族史，先兆不明显，在头痛发作前数日或数小时可有胃肠道不适和情绪改变。头痛进行的方式同典型偏头痛，左右不定，也有一开始即为双侧头痛，持续时间较上一型长，一般持续 1~3 天。

3. 特殊类型偏头痛

1）眼肌瘫痪型偏头痛和偏瘫型偏头痛

青年多见，头痛发作开始或发作后出现眼肌瘫痪或轻偏瘫，持续时间可短暂，可较长。对这类患者应进行全面检查，除外动脉瘤等。

2）基底动脉型偏头痛

青年女性多见，与经期有显著关系。先兆症状包括双侧视觉障碍（闪光、暗点、双侧视物模糊或全盲），眩晕，呐吃，口周和双上肢麻木或感觉异常，双侧耳鸣和双侧共济失调。也可有嗜睡状态和跌倒发作。先兆期平均持续 20~30 分钟。继而发生的头痛主要在枕部，向后颈部放射，也常伴有恶心、呕吐。头痛持续数小时至 1 天，在睡眠后缓解。多次发作后，可导致基底动脉或大脑后动脉血栓形成。

3）腹痛型偏头痛

该类型较少见。表现为周期性上腹部疼痛，头痛很轻或无，常伴有寒战、面色苍白、出汗、恶心、呕吐等，持续数小时或长达 1~2 天。多见于儿童。

【诊断】

根据长期反复发作史，每次发作性质相似，伴有显著的自主神经症状，神经系统检查无异常，即可诊断。国际头痛协会提出的偏头痛诊断标准，见表 9-2。

表 9 - 2 偏头痛的诊断标准

普通型偏头痛

    1. 头痛持续 4 ~ 72 小时（未治疗或治疗无效）

    2. 头痛至少具有下列 2 个特征

    （1）单侧性

    （2）搏动性

    （3）中至重度头痛（影响日常生活）

    （4）上楼或其他类似的日常活动可使头痛加重

    3. 至少有下列一项

    （1）恶心和（或）呕吐

    （2）畏光、畏声

    4. 至少有下列之一

    （1）病史或神经系统体检显示头痛为非继发性

    （2）病史或神经系统体检显示头痛为继发性，但被以后的检查所否定

    （3）有继发性头痛，但首次偏头痛发作与引起继发性头痛的疾病在时间上无关

    5. 上述头痛发作 5 次以上

典型偏头痛

    1. 有下列 4 项中的 3 项

    （1）有≥1 种的先兆，其症状提示局限性大脑皮质和（或）脑干功能障碍

    （2）至少有 1 种先兆逐渐出现，超过 4 分钟或多种先兆依次出现

    （3）先兆持续时间不超过 60 分钟，如有一种以上先兆，持续时间可按比例延长

    （4）先兆后头痛与先兆间隔不定，少于 60 分钟

    2. 至少有符合 1 种的发作 2 次以上

    3. 至少有下列之一

    （1）病史，包括神经系统体检显示非继发性头痛

    （2）病史和神经系统检查显示为继发性头痛，后被否定

    （3）有继发性头痛，但首次偏头痛发作与引起继发性头痛的疾病在时间上无关

【鉴别诊断】

（一）紧张型头痛

紧张型头痛曾称为紧张性头痛、肌收缩性头痛、精神肌肉性头痛、普通性头痛及功能性头痛。临床特点如下。

1. 头痛部位

头痛部位大多数位于双侧颞侧、额顶、枕部及（或）全头部，可扩散至颈、肩、背部。

2. 头痛性质及程度

头痛呈压迫束带感、麻木、胀痛、钝痛；轻、中度，虽有时可影响日常生活，但很少因痛而卧床不起。

3. 头痛持续时间

可呈发作性或持续性，常伴整日头痛。

4. 伴随症状

可因头痛、焦虑而失眠；很少伴恶心、呕吐，畏光、畏声。

5. 诱因

可因疲劳而加重。一般认为引起紧张型头痛的主要原因是长期精神过度紧张与疲劳、焦虑、抑郁或强烈刺激引起的高级神经活动紊乱所致。长期精神紧张、焦虑还可引起颈肌处于收缩状态引起疼痛与压痛。紧张型头痛为神经内科门诊头痛患者中最常见的一种类型。

（二）丛集性头痛

丛集性头痛曾被称为组胺性头痛。发病年龄在 20～30 岁，很少在 10 岁前发病。男性多于女性，男女之比为 6:1。

1. 头痛部位

在丛集期，每次发作绝大多数患者的疼痛总是在同一侧。源于眼眶、扩展到同侧前额及颞侧，也可扩展到面、下颌、颈、肩。

2. 头痛性质及程度

头痛呈深部钻痛、爆裂样、刀剜样疼痛。其程度远较偏头痛更为剧烈。患者往往辗转不安，来回走动，敲打疼痛部位，甚至以头撞墙。与偏头痛患者喜静卧卧室、不敢活动完全相反。

3. 头痛发作方式与持续时间

发作突然，无前驱症或前兆症状。持续 15～180 分钟，一般 30～120 分钟。常在发作开始 2～15 分钟达高峰。

4. 发作频度与周期

发作频度从隔日 1 次至每日发作数次。一般为每日发作 1 或 2 次。发作常可很有规律的在同一时间出现。约半数患者的发作发生在夜间，常在睡眠后 1 小时发作，常因剧痛而惊醒。丛集期通常持续 2 周至 3 个月，间歇期一般为 6～18 个月。

5. 伴随症状

病侧面部潮红、结膜充血、流泪、鼻塞、流涕、出汗、眼睑水肿，约 10% 的患者可出现瞳孔缩小，伴或不伴眼裂变窄。

6. 诱因

丛集期，头痛可被乙醇、硝酸甘油、组胺等诱发，此外，精神紧张、疲劳、温度剧变、某种食物也可诱发，其中以乙醇和精神紧张最为密切。

【治疗】

（一）中医治疗

1. 辨证施治

（1）风寒外袭：一侧头痛，痛势或缓或急，往往起病较快，持续时间较短，发作时或伴微恶风寒、鼻塞。苔薄白，脉浮。治宜疏风散寒。方药：柴胡、杭菊、川芎、白芷、羌活各 10 g，荆芥、薄荷、甘草各 6 g，防风 8 g，细辛 5 g，丹参 30 g，茶叶 1 撮为引。若寒偏胜可加川乌 6～9 g，细辛可重用至 10 g（细辛末用不可过 5 g，若入汤剂则用至 10 g 无妨）。水煎。不宜久煎，若加用川乌则宜先煎川乌。每日 1 剂，分 2～3 次服。

（2）肝郁气滞：偏一侧头痛，或左或右，多呈胀痛、钝痛或搏痛，痛甚可见泛恶或呕吐，可伴胸胁胀痛；亦可见烦躁易怒，患侧面红目赤，大便干结。舌色带紫或偏红，苔白或黄，脉弦。治宜疏肝理脾，解郁泻火。方药：柴胡、当归、白术、茯苓、川芎、丹皮、栀子各 10 g，赤芍、白芍、杭菊各 12 g，蔓荆子 15 g，薄荷 5 g，丹参 30 g。若无明显肝火见证可去栀子；若大便干结可酌加大黄、桃仁；若见泛恶、呕吐宜加生姜、半夏。水煎，每日 1 剂，分 2 次服。

（3）痰湿上蒙：一侧头痛，痛势绵绵，头重如裹，或昏蒙嗜睡，发止无时，或缠绵难愈，伴四肢困重，胸脘满闷，恶心欲吐，甚则呕吐痰涎，或偶见腹泻。苔白腻，脉弦滑。治宜化痰降逆。方药：姜半夏、陈皮、白术、川芎、柴胡、苍术、厚朴花、羌活各 10 g，天麻、茯苓、竹茹各 12 g。水煎，每日 1 剂，分 3 次服。

（4）瘀血阻络：偏头痛，痛处固定，其势较剧，常呈锥刺样疼痛，面色多晦滞，妇女行经色多暗或挟血块血丝。唇舌紫暗或舌见瘀斑，脉沉涩或细涩。治宜活血化瘀，行气通络。方药：柴胡、枳壳、当归、川芎、川牛膝、玄胡、郁金各 10 g，赤芍 15 g，丹参 30 g，甘草 6 g。水煎，每日 1 剂，分 2 次服。

2. 中成药

（1）元胡止痛片：延胡索、白芷组成。具有理气活血，散风止痛之功。每次 4~6 片，每日 3 次。

（2）川芎茶调丸：每次服 6 g，每日 3 次，温水吞服。用于受寒、不耐风寒引起的头痛。

（3）治偏痛冲剂：具有行气、活血、止痛功效。用治偏头痛。每次 20 g，每日 3 次。

（4）防风通圣丸：每次 6 g，每日 2 次。

（5）复方羊角冲剂：用治偏头痛、血管性头痛、紧张性头痛及神经痛。每次 1 袋，每日 2~3 次。

3. 单方、验方

（1）川芎、蔓荆子各 10 g。水煎，日服 2 次。适用于风寒外袭之偏头痛。

（2）白芷、川芎、南星各 6 g，葱白 10 cm，蜂蜜 15 g。上药研末，蜂蜜调敷太阳穴与印堂穴 30 分钟。

（3）川芎 40 g，当归、白芷、防风各 10 g，蜈蚣 1 条。前 4 味水煎 2 次兑匀，蜈蚣研细末，分 2 次用，煎剂冲服，每日 1 剂。12 天为 1 个疗程，效果显著。

（4）全蝎 2 g，制川乌、制草乌各 4.5 g，白芷 12 g，川芎、白僵蚕各 9 g，生姜 6 g，甘草 3 g。制法：上药 1 剂用 500 ml 清水先入川乌、草乌煎煮 30 分钟，然后加入余药再煎 20 分钟，去渣，将 2 次煎出的药液混合。每日 1 剂，分 2 次温服，效验甚佳。

（5）全蝎、地龙、甘草各等份。研末，每次服 3 g，每日 3 次。可治顽固性头痛。

（6）取全虫末少许，置于太阳穴，以胶布封固，每日 1 换。本方简便安全，效果满意。

（7）炙全蝎、钩藤、紫河车各 18 g。共研细末装胶囊（每粒胶囊含生药 0.3 g）。每次服 0.9 g，每日 3 次，痛止后药量酌减，每日或间日服 0.9 g，以巩固疗效。一般用药后 12 小时内头痛逐趋缓解，48 小时后疼痛明显减轻，继则疼痛消失。

（8）鹅不食草 30 g，白芷 15 g，冰片 1.5 g。共研细末备用。发作时用棉球蘸药粉少许塞鼻孔。

4. 食疗验方

（1）瘦猪肉 60 g，炒扁豆 15 g，法夏、川芎各 10 g，调料适量。后 3 味煎汤后去渣，入瘦肉煮熟调味服食。每日 1 次，连服 5～7 天。适用于痰湿上蒙的偏头痛。

（2）瘦猪肉 50 g，夏枯草 10～24 g。同煮汤服食。每日 1

次，连服数日或常服之。适用于肝郁化火之偏头痛。

（3）川芎、白芷各 6~9 g，鱼头 250 g，生姜适量。共放入砂锅中，加水适量炖汤服食。每日 1 次，连服 3~5 天。适用于风寒外袭的偏头痛。

（4）生石膏和荞麦粉各 30 g。共研细末，用少许醋调成糊状，敷于患部，药末干后，再加醋调敷。治风火上炎的偏头痛，一般 1~2 天为 1 个疗程。

5. 针灸治疗

主穴：太阳、外关。配穴：风池、四渎、曲池、合谷。耳针取穴：额、枕、皮质下、神门。方法：每次取 2~3 对穴，每日或隔日 1 次。

（二）西医治疗

包括急性发作的对症治疗和预防性治疗。

1. 急性发作的对症治疗

对症治疗包括止痛药、镇静剂和抗焦虑剂。

（1）止痛药配合镇静剂：轻的发作或发作的晚期，用止痛药配合镇静剂可能有效。轻、钝痛者可用阿司匹林（0.3~0.6 g）或非那西丁和咖啡因（50 mg），有效。中度头痛，当因恶心、呕吐而不能用酒石酸麦角胺时，可用可待因磷酸盐（60 mg）。对不能用酒石酸麦角胺或应用无效者，尤其是已持续了数小时的严重发作者，需用哌替啶。但需经常注意其成瘾问题。也可用非类固醇抗感染镇痛剂，如甲芬那酸、氟芬那酸及托芬那酸等，其疗效好，且可止吐，似胜过麦角胺。当一般镇痛剂无效时，即应改那酸类药物。

（2）麦角胺制剂：麦角胺可直接收缩脑血管，减少动脉搏动的幅度，因而能缓解偏头痛。尤其在本病的初期及先兆期投药，效果显著，有效率可达80%。用法：每次口服 1~2 mg，以后每30分钟增加 1 mg，每日总量不应超过 6 mg，老年人应慎用。一般 1 小时内剂量可达 4 mg，但 10 ~ 14 天不得重复。据报道，麦角胺与咖啡因合用，可使收缩血管作用加强，增加疗效，当偏头痛发作开始时，可服麦角胺咖啡因片剂 1 ~ 2 片，如 30 分钟后无效，可重复使用，但每日用药不得超过 6 片，1 周总量不超过 12 片。对伴有颅外动脉收缩者，本品可加强这种收缩，从而诱发偏头痛的发作。长期服用麦角胺制剂可引起中毒，导致静脉血栓或血管坏疽、手脚麻木、雷诺病、恶心、呕吐等，偶有变态反应。高血压、心绞痛、心肌梗死、局部缺血性心脏病，以及闭塞性血管疾病、青光眼、消化性溃疡、甲亢、肝肾疾患的患者和孕妇等忌用。

（3）曲普坦类：如琥珀酸舒马普坦 25 ~ 50 mg 口服，或 6 mg 皮下注射；佐米普坦 2.5 ~ 5.0 mg 口服。不良反应包括恶心、呕吐、心悸、烦躁和焦虑等。

（4）镇静药：如苯二氮䓬类可促使患者镇静和入睡。麻醉止痛剂，如哌替啶 100 mg 肌内注射对确诊偏头痛患者有效，妊娠期偏头痛只能用阿片类制剂，如哌替啶 100 ~ 150 mg 口服，因其他种类药物能增加胎儿畸形风险或妊娠并发症。

（5）利多卡因：头痛发作时，让患者取平卧位，头后仰 40°，向头痛侧转 30° ~ 40°，以 4% 利多卡因 1 ml 缓慢滴入头痛同侧鼻孔中，头部保持上述姿态数分钟，若给药 3 分钟头痛未完全缓解，则可重复给药 1 次。如鼻充血，则可滴入数滴 0.5% 去甲肾上腺素溶液，数分钟后重复滴入利多卡因。

（6）泼尼松：10 mg，每日 3 次，发作停止后停服。临床多与其他药合用。

（7）654 - 2：目前主张与碳酸氢钠合用，疗效显著。合用的剂量为：成人 5% 碳酸氢钠注射液 60 ml，654 - 2 注射液 10 mg，静脉缓注。8 ~ 12 岁儿童减半量，5 天为 1 个疗程，间隔半个月再行第 2 个疗程。少数患者注射后有明显口干和视物模糊，30~45 分钟可自行消失，青光眼及眼底出血者禁用。

（8）罂粟碱：国外有人用血管扩张剂罂粟碱防治丛集型偏头痛，150 mg，每日 2 次，有较好疗效。

（9）氯苯那敏：文献报告用氯苯那敏每次 8 mg，每 6 小时 1 次口服，治愈 10 例曾用阿司匹林、吲哚美辛、苯噻啶、普萘洛尔和麦角胺咖啡因片等治疗无效的丛集型偏头痛。可能与氯苯那敏同组胺竞争受体，降低患侧头皮动脉壁对组胺的敏感性，阻断组胺对患侧头皮动脉壁的致痛作用有关。

（10）氯丙嗪：氯丙嗪为多巴胺拮抗剂，可用于治疗偏头痛。氯丙嗪 6.25~12.5 mg 加入 5% 葡萄糖液，输液管下段输入，12~15 分钟可重复，至头痛或血压下降为止。

（11）碳酸锂：国外有人用该药治疗 32 例对常规治疗无效的慢性丛集型偏头痛患者，每次 300 mg，每日 3 次。结果 27 例有效，4 例因不良反应停药。碳酸锂不良反应多，故要求在服药首月每周 1 次，以后每月 1 次监测血锂，使之控制在 0.6 mmol/L 以下。

（12）藻酸双酯钠（PSS）：动眼神经麻痹偏头痛，发病机制颇为复杂，常有颅内血管畸形。文献报道用 PSS 静脉滴注治疗 3 例，剂量 0.1 g，溶于 5% 葡萄糖液中缓慢静脉滴注，每分钟 30 滴，每日 1 次，共 20 天后均痊愈，随访 2 年均未复发。

（13）速效救心丸：本品是治疗冠心病心绞痛之中成药，具有芳香温通，活血止痛之功效。头痛发作时，口服速效救心丸 15~20 粒为突击给药，头痛间歇期每次口服 8 粒，为预防给药。一般头痛发作时服药，疼痛可明显减轻。有的患者头痛剧烈难忍，服药后 5 分钟内疼痛减轻，10 分钟内疼痛停止。头痛间歇期服药可延长发作周期，如在发作先兆时服药有明显预防作用。

（14）硫必利：文献报道服用地西泮剂硫必利 100 mg，每日 3 次，2 周为 1 个疗程。治疗典型偏头痛 25 例，68% 有效。

（15）丙咪嗪和阿米替林：两种药为三环类抗抑郁药，对伴有抑郁症状或肌肉收缩性偏头痛有效。剂量：10~25 mg，每日3次。

（16）可乐定：常用剂量为27~75 g，每日2次，有效率25%~65%。对由酪胺食物诱发的偏头痛很有效，尤适用于并发高血压、动脉硬化的偏头痛患者。不良反应有口干和镇静，偶有无力、心动过缓和体位性低血压。

（17）樟柳碱：能阻滞外周胆碱能神经，松弛平滑肌，调节血管舒缩，还能抑制大脑皮质，提高痛觉阈。80例偏头痛患者在发作期或先兆期静脉给药后，多数病例10分钟内终止或免除发作。用法：每次2~6 mg，加入50%葡萄糖注射液40 ml缓慢静脉推注。不良反应有头昏、远视、口干等，青光眼及出血性疾病患者禁用。

（18）吸氧：偶尔吸入纯氧对偏头痛急性发作有效，可能是与吸入纯氧使血流减慢有关。

（19）舒马普坦（英明格）：发作极期首选英明格12 mg皮下注射或口服100~200 mg。

除药物治疗外，下列物理疗法有助于头痛的缓解：①冰袋疗法：将盛有冰的袋子或杯子置于痛侧颞部或头痛明显处。②用有弹性的带子压迫头痛明显处。

2. 预防治疗

1）β受体阻滞剂

（1）普萘洛尔：目前认为普萘洛尔是防治偏头痛的首选药物，它既能减轻偏头痛患者发作次数及疼痛程度，同时也能减轻恶心呕吐、嗜睡等症状，且不良反应小，可长期服用。剂量：20 mg，每日4次，1周后逐渐增加剂量。

（2）纳多洛尔：预防偏头痛的作用超过普萘洛尔和阿替洛尔，每日4~8 mg，顿服。

（3）美托洛尔：50 mg，日 2 次，预防偏头痛发作有效。本类制剂适用于禁用麦角胺类并伴有严重高血压、心绞痛或甲亢的偏头痛患者，哮喘、心脏传导阻滞、胰岛素依赖型糖尿病等禁用本类药物。

2）血小板聚集阻抗剂

本类药物可使前列腺素合成酶失活而抑制血小板凝集，可预防偏头痛。常用的有阿司匹林、阿司匹林联合双嘧达莫、吲哚美辛加谷维素等。

3）5 - 羟色胺拮抗剂

（1）赛庚啶：用于本症及血管紧张性头痛的预防和治疗。开始每日 6 mg，以后可每日增 2 mg，逐渐达到每日 12 ~ 24 mg，个别可达每日 32 mg，6 个月为 1 个疗程，一般 2 周内见效。预防用药可在服后 30 分钟发挥作用，用足 1 个疗程后停药 3 ~ 4 周再开始第二个疗程。

（2）苯噻啶：可稳定 5 - 羟色胺含量波动时的血管收缩功能，使之不受干扰而预防偏头痛。剂量：每日 1. 5 ~ 3 mg，分 3 次饭后服；10 ~ 20 天显效。

4）钙拮抗剂

（1）硝苯地平：能缓解脑血管痉挛，明显减少偏头痛发作的频度和严重性。

（2）维拉帕米：维拉帕米有阻滞血小板释放 5 - 羟色胺、抑制血小板聚集和动脉痉挛的作用，故可有效地预防偏头痛的发作。一般每日 80 mg，每日 4 次。

（3）氟桂利嗪：10 mg，每晚 1 次，治疗时间 1 ~ 3 个月。报道用其治疗偏头痛 32 例，结果治疗前后头痛单位指数有非常显著性差异，发作频率有明显改善。该药不良反应少，是治疗和预防偏头痛的一种良好药物。

（4）尼莫地平：40 mg，每日 3 次。本品为选择性扩张脑血管的强效钙拮抗剂，对正常或缺血的脑动脉均有扩张作用，是目前预防偏头痛发作的理想药物，服后69%的患者偏头痛发作频率和时间减少一半以上，不过一旦发作，头痛程度无明显减轻。

（5）硫氮草酮：文献报道采用该药（每次60～90 mg，每日4次）和纳多洛尔（β受体阻滞剂，每日40～160 mg）分别治疗顽固性偏头痛8周。结果硫氮草酮组头痛症状明显缓解，而纳多洛尔组无明显改善。

3. 手术治疗

文献报道经长期药物治疗无效的偏头痛，采用手术治疗可收到较好的效果。方法：局麻，在偏侧耳前、颧弓上做5～7 cm皮肤直切口，找出颞浅动脉主干及耳颞神经，切除一段颞浅动脉主干及颞或额部分支的一部分，长约4 cm，结扎其断端。切除耳颞神经约3 cm，在颧弓上横向部分切断颞肌直达骨膜，压迫止血后缝合切口，术后5～6天拆线。

第十章　神经—肌肉接头与肌肉疾病

第一节　重症肌无力

重症肌无力（MG）是一种神经肌肉接头传递障碍的获得性自身免疫性疾病。临床特征为部分或全身骨骼肌极易疲劳，通常在活动后症状加重，经休息和抗胆碱酯酶药物治疗后症状减轻。本病属中医"痿证"范畴。

【病因和病理】

本病可能由于病毒或其他非特异性因子感染胸腺后，导致胸腺中带有乙酰胆碱受体（AchR）的肌样细胞成为抗原，使大量T淋巴细胞致敏并产生抗体，在补体C3参与下抗乙酰胆碱（Ach）抗体与乙酰胆碱受体（AchR）相结合形成新的复合物，导致突触后膜溶解、破坏并使突触后膜的乙酰胆碱减少，最终使突触后膜上乙酰胆碱受体减少。当神经冲动下传时，乙酰胆碱不能充分与受体结合，影响运动终板去极化，造成肌肉收缩无力，易疲劳。病理变化主要见肌肉和胸腺、骨骼肌有散在的局灶坏死，肌纤维间和小血管周围有以小淋巴细胞为主的浸润，早期肌纤维细小，突触前神经末梢变细。电镜下可见突触后膜皱褶消失、平坦、断裂。

中医学认为，本病可由劳倦、饮食不节等原因伤脾及肾，或先天禀赋不足，脾肾亏虚所致。脾虚中气下陷，气血不足，四肢无力。肾失脾之供养而亏虚。肾阳虚，不能温养脾阳，脾虚益甚，及至全身阳气衰弱；肾阴虚，则肝阴失养，肝肾精血亏虚。也可因先天肾气不足，元气空虚，脾胃失于温煦而发病。

【临床表现】

本病患病率为（4.3~6.4）/10万人口，男性多于女性，约为3:2。任何年龄均可发病，发病年龄第一高峰为20~40岁，第二高峰为40~60岁，多并发胸腺瘤。发病诱因多为感染、过度疲劳、妊娠、分娩、精神创伤等。

1. 起病隐匿，偶有急起者。本病在各种年龄均可发病，多见于15~40岁，男性多于女性，大多数累及所有横纹肌，尤其是颅神经运动核所支配的肌群。病肌呈病态疲劳，在连续收缩后发生无力甚至瘫痪，经短期休息后见好转。因此每日的症状都是波动性的，早晨较轻，劳动后和傍晚加重，故有"晨轻暮重"的特点，最早和最易受累的肌肉为眼外肌，其次为延髓肌、肢体肌、肋间肌、颈肌、咀嚼肌等。

2. 眼外肌受累最多见，往往为最早出现的症状，表现为眼睑下垂、斜视、复视，或眼球固定，但支配瞳孔的眼内肌不受侵犯，故瞳孔无改变。

3. 患者表现面部缺乏表情，形若面具状。咀嚼无力，吞咽困难及构音不清。

4. 四肢及躯干受累，表现为肢体无力，步行困难；呼吸肌受累时出现呼吸困难，若不能维持换气功能时，称为"肌无力危象"。

5. 在病程早期，3年内，常可见自发缓解、复发或恶化。晚期的运动障碍比较严重，虽经休息也不能完全复原，且部分肌肉可发生萎缩。

【诊断】

1. 眼肌、延髓支配肌肉，呼吸肌、全身肌肉极易疲劳，具有"晨轻暮重"的特征。

2. 可疑的骨骼肌疲劳试验阳性。

3. 药物试验阳性。新斯的明 0.5～1.0 mg 肌内注射，30～60 分钟内受累肌肉的肌力明显好转；依酚氯胺（腾喜龙）试验，静脉注射 2 mg 观察 20 秒，如无出汗、唾液增多、心率加快等不良反应，再给 8 mg，1 分钟内症状明显好转。

4. 重复电刺激受累肌肉的运动神经，低频刺激（1～10 Hz，通常用 3 Hz）或高频刺激（10 Hz 以上），肌肉动作电位幅度很快递减 10% 以上为阳性。

5. 血清乙酰胆碱受体抗体阳性。

6. 单纤维肌电图。单纤维肌电图可见兴奋传导延长或阻滞，相邻电位时间差值延长。

【鉴别诊断】

应与下列疾病相鉴别。

1. 眼肌营养不良症

起病隐匿，青年男性多见，病情无波动，抗胆碱酯酶药物治疗无效等可与眼肌型肌无力相鉴别。

2. 延髓麻痹

延髓麻痹可有舌肌萎缩、肌束颤动、强哭、强笑等情感障碍，抗胆碱酯酶药物治疗无效等可与延髓型肌无力相鉴别。

3. 多发性肌炎

多发性肌炎有肌肉压痛、病情无明显波动，近端肌无力明显以及血清 LDH、CPK 等酶活性增高等，有助鉴别。

【治疗】

1. 辨证论治

（1）脾虚气陷：眼睑下垂，复视，面色无华，纳少，便溏，或有肢体轻度乏力。舌质淡，苔薄白，脉细弱。多见于眼肌型。

治宜：补中益气。常用方：补中益气汤加减。常用药：党参、黄芪各 20 g，茯苓 15 g，炒白术、当归、葛根、甘草各 10 g，柴胡、升麻、陈皮各 5 g。泄泻者，加扁豆、莲子肉各 10 g，薏苡仁 12 g，山药 15 g；食欲不振、腹胀者，加砂仁、木香各 6 g，焦三仙 10 g。

（2）脾肾阳虚：眼睑下垂，眼球活动受限，四肢乏力，自汗，声哑，吞咽困难，纳少便溏，腰脊软弱，平素怕冷。舌质淡，舌体胖，苔白润滑，脉沉细。多见于全身型伴延髓肌无力者。治宜：温补脾肾。常用方：右归饮加减。常用药：肉桂 6 g，党参、熟地、山药、枸杞各 15 g，鹿角胶（烊化）、山萸肉各 12 g，熟附子、当归各 10 g，黄芪 30 g。眼睑下垂者，加升麻 5 g；便溏者，加豆蔻 12 g，破故纸 10 g，五味子 6 g。

（3）肝肾阴虚：眼睑下垂，形体消瘦，头晕耳鸣，心悸失眠，腰膝酸软，五心烦热。舌红少苔，脉细数。治宜：滋补肝肾。常用方：左归饮加减。常用药：生地、熟地、白术、枸杞、山药各 15 g，山萸肉、龟板各 12 g，甘草 10 g。可随症加减。

（4）气血两虚：精神疲倦，面色㿠白，少气懒言，肌萎无力。舌淡嫩，苔薄白，脉沉细。治宜：益气养血。常用方：八珍汤加减。常用药：白术、茯苓各 12 g，当归、白芍、生地、熟地各 12 g，炙甘草、川芎各 5 g，党参、鸡血藤各 15 g，黄精、黄芪各 30 g。

2. 中成药

（1）补中益气丸：每次 6 g，每日 3 次。用于中气不足者。

（2）胎盘片：每次 4 片，每日 3 次。

（3）益气养元丸：每次 1 丸，每日 2 次。

（4）左归丸：每次 9 g，每日 2~3 次。

（5）右归丸：每次 9 g，每日 3 次。

（6）金匮肾气丸：每次 1 丸，每日 2 次。

（7）参茸片：每次 3~5 片，早晚各服 1 次。

（8）河车大造丸：每次 1 丸，每日 2 次。

3. 单方、验方

（1）用单味黄芪炒熟研末，每日服 100 mg，至愈为止。

（2）黄芪 60 g，苍术 6 g。煎汤代茶。此方在临床治愈后又出现先兆症状——视疲劳时服用，可起到预防作用。

（3）金锁固精丸加马钱子 0.5 g 煎汤，日 2 服，夜 1 服，也有效验。

（4）生黄芪、党参各 30 g，升麻 3 g，柴胡、桔梗各 5 g，桂枝、当归、羌活各 10 g，生姜 3 片，大枣 5 枚。水煎服，每日 1 剂。

4. 食疗验方

可用甲鱼煮汤服。

5. 针灸治疗

头部肌无力取眼眶周围穴位，如睛明、攒竹、四白、鱼腰等穴；躯体肌无力取足三里、合谷、三阴交、涌泉、关元、气海穴。躯体穴位可针灸并施，每日 1 次，10 天为 1 个疗程。

（二）西医治疗

应注意生活规律，避免过度劳累、紧张和精神刺激，注意气候、节气变化，预防感冒。同时采取必要的心理治疗。

1. 病因治疗

避免过度疲劳、妊娠和分娩，防止各种外伤、感染等诱因。忌用抑制神经肌肉传导功能药物，如奎尼丁类药物，新霉素、卡那霉素等抗生素，以及吗啡、氯丙嗪、苯妥英钠、巴比妥类、普萘洛尔、箭毒等。

2. 药物治疗

胆碱酯酶抑制剂：此类药物可抑制胆碱酯酶活性，使乙酰胆碱免于水解，但只能暂时改善神经肌肉间的传递，对突触后膜病变本身无治疗作用。临床上选择药物种类、剂量及用法应根据个体需要，可用阿托品对抗其不良反应。

（1）溴化新斯的明：一般剂量 15～45 mg 口服，按病情调节用药次数，通常在服药后20～45 分钟显效，可维持 2～4 小时；吞咽困难者可用甲基硫酸新斯的明 0.5～1 mg 皮下或肌内注射，5～15 分钟后见效，维持 1 小时左右。

（2）溴吡斯的明：60～180 mg 口服，可根据临床需要调整用药次数。尤适用于延髓肌及眼肌无力者，因其作用时间长，不良反应较轻。长效的替美新潘作用时间延长 2～2.5 倍，适于夜间维持药效。

（3）美斯的明（酶抑宁、阿伯农）：对肩胛带与骨盆带的肌无力疗效较大，适用于上述两药不能耐受者，特别是对溴离子过敏者。剂量：5～15 mg 口服，每日 3～4 次。

（4）氢溴酸加兰他敏：可逆行抗胆碱酯酶作用，作用较弱。每次 2.5～5 mg，首次先 1 mg 肌内注射，无反应后次日才正式用，每日 1 次，皮下或肌内注射。

（5）石杉碱甲：0.4 mg，每日上午肌内注射，至少用 10 天。作用时间较长，毒性低，治疗效果肯定，为新型抗胆碱酯酶类药物。

3. 肾上腺皮质激素

该药用于全身型严重时或已发生过肌无力危象的患者。经抗胆碱酯酶药物治疗无效者，可用大剂量突击小剂量维持，起到抑制免疫及纠正胸腺免疫异常的作用。如泼尼松 40～45 mg，每日 1 次，或 80～100 mg 隔日 1 次。常在数周后症状改善，开始减量，维持量平均每日 15 mg。亦可采用每日 5～10 mg 的小剂量长期持续服用，完全缓解需 3～5 个月。

4. 免疫抑制剂

（1）环磷酰胺：每次 100 mg，每日 3 次口服；或 200～

400 mg，每周 2 次静脉注射。适用于泼尼松治疗不满意时的联合应用。长期应用易引起周围血白细胞数减少。

（2）硫唑嘌呤：每日 50 ~ 200 mg，分 2 次口服，用于泼尼松治疗不佳者，应注意引起白细胞减少的不良反应。

（3）环孢素对细胞免疫和体液免疫均有抑制作用，可使 AchR 抗体下降。口服 6 mg/（kg·d），12 个月为 1 个疗程，不良反应有肾小球局部缺血坏死、恶心、心悸等。

5. 免疫球蛋白（IVIG）

Gajdos 等用 IVIG 治疗 5 例重症肌无力患者，其中 2 例为 1 g/kg，3 例为 2 g/kg，获得良好效果。表明 IVIG 可能成为一种短期治疗重症肌无力有效而安全的疗法。

6. 胸腺肽（CS）

有人报道用胸腺肽治疗 11 例重症肌无力病情进行性加重而不能用抗胆碱酯酶剂控制的患者，分为 CS（每日 6 mg/kg）组和安慰剂组，治疗 12 个月。6 个月后，CS 组患者的客观肌力改善情况比安慰剂组明显，这一现象一直持续到第 12 个月。此外，CS 组乙酰胆碱受体抗体减少得比对照组高，但未达统计学意义。作者认为，CS 治疗此症是一个有效而安全的疗法，在某些患者中可立即显示临床改善。

7. 其他辅助药物

（1）麻黄碱：25 mg，每日 2 ~ 3 次。可有心跳加快的不良反应，勿在晚上服用，可影响老年人排尿。

（2）极化液：10% 氯化钾 30 ml 和胰岛素 20 ~ 50 IU 加入 10% 葡萄糖液 1 000 ml，每日静脉滴注 1 次，10 天为 1 个疗程。适用于长期用胆碱酯酶抑制剂疗效差的患者。

（3）钾盐：氯化钾 1 g，每日 3 ~ 4 次口服。对胃有刺激，长期服用患者不易耐受。

（4）其他：可酌情选用螺内酯、葡萄糖酸钙、胚芽碱酯、胚芽碱双醋酸酯。

8. 血浆置换

机制为通过定期用正常人血浆或血浆代用品置换患者血浆，降低血浆乙酰胆碱受体抗体浓度来治疗重症肌无力。特点是起效迅速，但不持久，一般 6 ~ 10 天后症状复现。仅适用于重症肌无力危象或胸腺切除术前准备。

9. 胸腺放疗或胸腺切除

胸腺放疗主要在于杀伤胸腺内淋巴细胞，抑制自身免疫反应。胸腺切除则在于根除产生乙酰胆碱受体抗体的来源，多数病例能得到改善。

10. 危象的处理

1）维持呼吸

无论是重症肌无力危象或乙酰胆碱危象，最主要的是在保持呼吸道通畅的基础上，清除呼吸道分泌物和用呼吸器保证有效的每分通气量。

2）不同危象的特殊处理

（1）肌无力危象：新斯的明 1 mg，肌内注射，然后每隔半小时肌内注射 0.5 mg，据用药后的反应，酌情重复使用。好转后给予口服溴吡斯的明或美斯的明。严重病例可用新斯的明 0.05 ~ 0.25 mg 加入葡萄糖液 20 ml，小心静脉注射。呼吸道分泌物增多时，可同时肌内注射阿托品 0.5 ~ 1 mg，以减少分泌。

（2）胆碱能性危象：应立即停用抗胆碱酯酶药物，静脉或肌内注射阿托品，每次 0.5 ~ 2.0 mg，每 15 ~ 30 分钟重复 1 次，直至毒蕈碱样症状消失为止。同时还可给予解磷定。

（3）反拗性危象：抗胆碱酯酶药物无效，依酚氯铵试验无反应。宜暂时停用有关药物，维持人工呼吸，同时注意稳定血压、水与电解质平衡。2 ~ 3 天，重新确立抗胆碱酯酶药物的用量。

3）肾上腺皮质激素的应用：应用大剂量的皮质类固醇治疗能迅速抑制体液免疫反应和抗体的产生，是治疗危象的积极措施。近年主张应用较大剂量，一般用泼尼松 60～80 mg 甚至每日 100 mg，1 次顿服，待呼吸困难好转后，再逐渐减量。

4）控制感染：可选用青霉素或头孢霉素类抗生素静脉滴注，以有效的控制感染。

5）胸腺切除或放疗：危象缓解后，可行胸腺切除术。手术应广泛彻底不残留胸腺，并尽可能切除异位胸腺。术后胸腺区行放疗，如深部 X 线和 ^{60} 钴放疗。

6）其他：加强支持疗法，注意纠正水、电解质和酸碱平衡紊乱。

11. 禁用和慎用药物

许多药物对神经肌肉接头传递有阻滞作用，故应禁用或慎用。

（1）吗啡、乙醚、巴比妥类、地西泮剂（如氯丙嗪）及其他麻醉止痛剂均应慎用，而肌肉松弛剂如箭毒类药物为绝对禁用。

（2）抗心律失常药物，如奎宁、奎尼丁、普鲁卡因胺、普萘洛尔、利多卡因及相类似药物，可抑制神经肌肉接头传递，故禁用。大剂量苯妥英钠也能干扰神经肌肉接头传递，故慎用。

（3）某些抗生素也具有突触阻滞作用，如链霉素、新霉素、庆大霉素、卡那霉素、巴龙霉素、紫霉素、多黏菌素 A 及多黏菌素 B，均禁用。如有感染可选用青霉素、氯霉素等。

第二节　周期性瘫痪

周期性瘫痪是以反复发作性骨骼肌松弛性无力或瘫痪为特点的一种疾病。发作时往往伴血清钾的改变,临床上可分为低钾型、高钾型或正常钾型三种类型,其中以低钾型周期性麻痹最为常见。本病属中医"痿证"范畴。

【病因】

现代医学认为,本病发病原因尚不清楚。少数患者有家族遗传史,发病的直接原因为肌细胞内、外钾离子浓度的改变。发作时细胞膜的 Na^+-K^+ 泵兴奋性增加,使大量的钾离子内移至细胞内引起细胞膜的去极化和对电刺激无反应,导致瘫痪发作。根据发作时血清钾水平,区分为低钾、高钾和正常钾型周期性麻痹。

中医学认为,本病为饮食不节,或过度劳累伤其脾胃。脾功能失调,津液及水谷精微来源不足,筋脉肌肉失养,而出现肢体瘫痪无力。素体肾之髓水不足,肾气亏损,因受凉、惊恐而伤其肾,使肾气更虚,因而成痿。肝血不足,血不养筋,也是造成肢体瘫痪、痿软无力的原因之一。

【临床表现】

1. 低钾型

国内常见。多属散发,少数为常染色体显性遗传。发病以20~40岁多见。常在暴饮、暴食、受凉、疲劳等诱因下发病。表现为四肢、躯干及颈项肌肉弛缓性瘫痪,近端重于远端,常从下肢开始，1 小时后达高峰，偶有偏瘫、单瘫及截瘫等。肌张力低，腱反射减弱，无病理反射，无脑神经及感觉和括约肌功能障碍。持续数小时至 3～4 日可完全恢复，但可复发。并伴有低血钾症状，如脉搏迟缓，偶有心界扩大、心音减弱、心律失常等。

2. 高钾型

甚少见。为常染色体显性遗传。通常于 10 岁前起病，男性较多。剧烈运动后静卧休息，湿冷环境或用钾盐、螺旋内酯均可诱发。临床表现与低血钾型周期性麻痹相似。每次发作持续数分钟至数十分钟，极少超过 1 小时，常伴眼睑强直。

3. 正常钾型

亦称钠反应性周期麻痹，为常染色体显性遗传，国内甚少见。10 岁前起病。嗜盐患者常在减少食盐量后诱发。临床表现同低血钾型周期性麻痹。持续时间长达 10 日以上。补充钾盐常使症状加重，大量氯化钠可使之改善。

周期性瘫痪的患者，瘫痪发作间期正常，发作频繁者亦可出现持久性肌无力，甚至肌萎缩。一般说，中年以后多数患者发作次数逐步减少而停止。

【诊断和鉴别诊断】

根据典型的反复发作过程，迟缓性瘫痪和血清钾减低，心电图改变等特征不难诊断。不同类型的周期性瘫痪的鉴别主要依靠血钾的测定与 ECG 检查。此外，还需鉴别是原发性或继发性。继发性的以甲亢所致最常见，甲亢患者常以低血钾性瘫痪作为首发症状，故对疑诊为周期性瘫痪的患者均应做 T_3、T_4 检测。凭借 T_3、T_4 增高，以及发作频率密，每次持续时间短有助于鉴别。原发性醛固酮增多症常有高血压、高血钠和碱中毒。肾小管酸中毒患者多有高血氯、低血钠和酸中毒。此外还应注意询问近期有无腹泻及服用氢氯噻嗪、糖皮质激素等药物史。

【治疗】

（一）中医治疗

1. 辨证施治

（1）脾虚胃热，气血两虚：肢体酸软，麻木无力，甚至瘫痪，口渴，腹部胀满，心悸多汗，大便溏稀。舌质淡，苔薄黄，脉弦细无力或细数。治宜健脾清胃，益气养血。方药：人参养荣丸加减。党参、当归、白芍、炒白术各 12 g，熟地黄、茯苓、生石膏、丹参、生甘草各 30 g，五味子 10 g，黄连 6 g，怀牛膝 15 g。水煎分次温服。口渴较甚加天花粉 30 g，麦冬 10 g，生津止渴；恶心呕吐加竹茹 10 g，姜半夏 12 g，止呕；呼吸困难加人参 10 g，或生脉饮注射液静脉滴入以补元气；尿少酌加车前子 10 g，猪苓 10 g，肉桂 5 g，温阳利尿。

（2）肝肾两虚，筋脉失养：肢体酸痛，四肢瘫痪，下肢尤甚，腰膝酸软，头晕耳鸣，尿少或无尿。舌质红或淡，苔薄黄或薄白，脉细数或无力。治宜补肝益肾。方药：健步虎潜丸加减。醋龟板、熟地黄各 30 g，鹿角胶、制附子各 10 g，川牛膝、党参各 15 g，炒杜仲、锁阳、当归、炒白术、何首乌、木瓜各 12 g。尿少加肉桂 5 g，车前子 10 g；四肢麻木加秦艽、羌活各 10 g；出现尿急、尿频、尿痛者酌加苍术 12 g，黄柏 10 g，知母 10 g，燥湿清热。

2. 中成药

（1）人参养荣丸：每服 1 丸，每日服 3 次。

（2）人参归脾丸：每服 1 丸，每日服 3 次。

（3）十全大补丸：每服 1 丸，每日服 3 次。

（4）健步虎潜丸：每服 6 g，每日服 2 次。用于肝肾两虚者。

3. 单方、验方

苍术 30 g，黄柏、车前子各 9 g，黄连 6 g，薏苡仁、牛膝、白术各 12 g，丹参 15 g。水煎服。有清热利湿之功。

4. 针灸治疗

取穴：首选穴为脾俞、肾俞、大肠俞、环跳、悬钟。备用穴为足三里、大椎、三阴交。方法：根据瘫痪范围选用首选穴及备用穴 2~3 穴，针刺或电针 20~30 分钟，每日 1~2 次，10 次为 1 个疗程。

（二）西医治疗

1. 一般治疗

避免寒冷、过度疲劳、饱餐、高糖饮食或酗酒等各种已知的诱因。低钾型周期性麻痹食用富含钾的饮食（如榨菜、橘子水等）。高钾型周期性麻痹限制钾盐摄入。

2. 药物治疗

1）低钾型

（1）发作期：补钾，成人可先 1 次顿服氯化钾 4~10 g，儿童以 0.2 g/kg 计算，一般数小时内常常显示疗效，以后继续服用氯化钾 1~2 g，每日 3~4 次，症状完全恢复后改为口服氯化钾 1 g，每日 3 次，维持 1 个月。重症患者，开始可用 3 g 氯化钾溶于 1 000 ml 的生理盐水内缓缓静脉滴注，视病情严重程度每日输入 1~2 次，症状好转后改为口服。乙酰唑胺：250 mg，每日 2~3 次，有预防发作效果。

（2）发作间歇期：氯化钾，每日 1 g，分次或睡前服；乙酰唑胺，每日 125 mg，分次口服；螺内酯：每日 100 mg，分次口服；氨苯蝶啶，每日 150 mg，分次口服。

2）高钾型

（1）发作期：10% 葡萄糖酸钙，10~20 ml，静脉注射；胰岛素，10~20 U 加入 10% 葡萄糖溶液 500~1 000 ml 内静脉滴注；4%碳酸氢钠溶液，200～300 ml，静脉滴注；乙酰唑胺，250 mg，每日 3 次；或氢氯噻嗪 25 mg，每日 3 次。

（2）发作间歇期：对发作频繁者，忌服螺内酯等保钾利尿药，而选服排钾利尿类药物。

3）正常钾型

（1）发作期：氯化钠，每日补充氯化钠 10～15 g，可以生理盐水 1 000 ml 静脉滴注或口服食盐；乙酰唑胺，250 mg，每日 3 次；9α-氟氢皮质酮，0.1 mg，每日 3 次。

（2）发作间歇期：发作频繁者可服用乙酰唑胺、9α-氟氢皮质酮等排钾储钠类药物。

第三节　进行性肌营养不良症

进行性肌营养不良症（PMD）一组以缓慢进行性加重的对称性肌无力和肌萎缩为特点的遗传性肌肉病变。大多数病例有明确的家族史，约 1/3 的患儿为散发病例。病变累及肢体肌、躯干肌和头面肌，少数累及心肌。根据遗传方式、发病年龄、受累肌肉分布、有无肌肉假性肥大、病程及预后等分为不同的临床类型。本病属中医"痿证"范畴。

【病因】

现代医学认为，本病发生是由于肌细胞的某种遗传性代谢缺陷，致使细胞膜结构与功能发生改变，病肌生物学及超微结构等大量研究支持这种观点。

中医学认为，本病多因先天禀赋不足，肾元阳不足，脾虚运化失司，水谷精微不能濡养四肢肌肉及肾精不足不能养肾所致。

【临床表现】

（一）假肥大型

本型最常见。X 连锁隐性遗传性肌营养不良，患者主要为男孩。虽然出生时已有肌肉萎缩，但多在儿童期发病，预后甚差。进展较慢，发病较迟（15～25 岁）的 Becker 良性假肥大型，预后较好。本型病初走路迟缓，步行易跌跤，登楼梯和蹲下后起立困难。仰卧起立时有特殊姿势：先翻转为俯卧位，以双手支撑于床面，然后支扶踝、膝、骨盆带动方能缓慢起立，此征称为 Gowers 征。双下肢无力，小腿腓肠肌发硬，行走时挺腹，骨盆及下肢摇摆状，似"鸭步"状。

（二）面肩肱型

常染色体显性遗传。幼年或青春期起病，无性别差异，起病隐匿。面肌受累较早、闭眼不紧、吹气无力、苦笑面容，后逐步累及颈肌、肩胛带肌、肱肌，出现"翼状肩胛""衣架样肩胛"，两臂侧平举时，颈阔肌悬吊，呈现特殊的"鱼翅"或"蝙翼"样隆起。后可缓慢累及骨盆带肌肉。部分患者病程呈顿挫型。多不影响寿命。

（三）肢带型

常非单一疾病，有的呈常染色体隐性遗传，青少年起病，性别无差异。首先影响肩胛带或骨盆带肌肉，病理进展缓慢。

（四）眼肌型

甚少见，散发或呈常染色体显性遗传。儿童期起病少见，20岁左右发病，进展缓慢。症状为眼睑下垂，眼球运动障碍，眼球固定，瞳孔大小正常。

（五）远端型

儿童中最少见，呈常染色体显性遗传，发病晚而缓慢，40～60 岁起病，男女均可得病。先由手部小肌肉开始，逐渐影响足和腿部肌肉。

【诊断及鉴别诊断】

（一）诊断

根据临床表现和遗传方式，尤其基因及抗肌萎缩蛋白检测，配合肌电图、肌肉病理检查及血清肌酸激酶（CK）测定，一般均能确诊。

（二）鉴别诊断

1. 少年型近端脊髓性肌萎缩

为常染色体显性遗传。青少年起病，主要表现四肢近端对称性肌萎缩，有肌束震颤；肌电图为神经源性损害，肌肉病理可见群组性萎缩，符合失神经支配；基因检测显示染色体 5q11－13 的 AMN 基因缺失、突变或移码等异常。

2. 慢性多发性肌炎

无遗传史，病情进展较急性多发性肌炎缓慢；血清 CK 水平正常或轻度升高，肌肉病理符合肌炎改变；皮质激素疗效较好，可资鉴别。

【治疗】

（一）中医治疗

1. 辨证论治

（1）脾虚肌萎：缓慢发病，肢软无力，肌肉萎缩或假性肥大，纳呆食少，行走鸭步。舌淡，苔薄白，脉沉细。治宜健脾益气，补肾填髓。方药：四君子汤加味。白术、黑芝麻各 9 g，甘草 3 g，当归 6 g，茯苓、山药、党参、熟地黄、枸杞、菟丝子、牛膝、胡桃肉各 10 g。气血两亏明显、肌萎严重者，加紫河车粉（冲服）、鹿角胶（烊化）各 2 g，黄精 10 g；病久而见血瘀之象，加川芎 6 g，鸡血藤、丹参、地龙各 10 g；食欲不振者，加砂仁3 g，焦三仙9 g。

（2）肝肾两亏：头颈软弱，不能抬举，足软难以站立行步，手臂无力难以握持，咀嚼乏力，常有流涎，四肢不温，大便溏薄。舌质淡胖，苔少，脉沉迟。治宜补肾健脾，强筋壮骨。方药：虎潜丸加减。苍术、锁阳、肉苁蓉、当归、炒杜仲、木瓜各12 g，牛膝、党参各15 g，醋龟板、醋鳖甲、黄芪、黄精各30 g，阿胶、紫河车各10 g。

2. 中成药

（1）六君子丸：每次3~6 g，每日2次。用于脾肾两虚兼肺气虚弱。

（2）四君子丸（冲剂）：每次丸剂3~6 g，每日2次；冲剂每次10 g，每日2次。具有健脾益气之功效。用于脾肾两虚兼肺气虚弱等。

（3）人参再造丸：儿童每次半丸或1/3丸，成人1丸，每日2次。具有祛风化痰，舒筋活血之功效。用于脾肾两虚兼风痰阻络证。

（4）生脉饮：每次10 ml，每日2次。具有养阴生津，固表止汗之功效。用于兼气阴两虚证。

（5）固本液：每次15~20 ml，每日2次。具有补气滋阴，生津止咳之功效。用于有气阴两虚兼证。

（6）半夏曲：每次5~10 g，每日2次，3岁以下小儿酌减。用于湿痰内盛，痰多胸满，恶心欲吐等。

3. 单方、验方

（1）紫河车粉，每日10 g，分2次服，长期服用。

（2）白僵蚕，研为细末，每次0.5 g，每日2次。

（3）健步虎潜丸，每次1丸，早晚各服1次。

（4）马钱子用清水浸泡7日，每日换1次清水，然后取出马钱子，去皮，切成薄片，晒干，再用香油或菜油炸至老黄，研成粉末备用。冲服用量：成人 1 日量为 0.8~1 g；儿童 1 日量为 0.3~0.5 g。单用或配合其他中药应用。

（5）金刚丸加减方（草薢、杜仲、肉苁蓉各 12 g，菟丝子 10 g），水煎服，每日服 2 次。或以上方比例配蜜丸，每丸 9 g，每次服 1 丸，早晚各 1 丸，可长期服用。

4. 食疗验方

（1）猪骨髓汤，长期服。

（2）精猪肉粉 9 g 吞服，1 日 3 次。

5. 针灸治疗

取穴：首选穴为脾俞、肾俞、大椎、命门。备用穴为合谷、足三里、曲池、肩髃、环跳、悬钟。方法：首选穴与备用穴分成 2 组，轮流针刺，或用电针 20~30 分钟，每日或隔日 1 次，10 次为 1 个疗程。

6. 体育运动疗法

可加强肢体锻炼，防止肌肉挛缩导致功能障碍。

7. 按摩

对脊柱和肢体挛缩肌肉采用按摩治疗。

（二）西医治疗

1. 一般治疗

应鼓励患者多活动，支撑和步行困难者可采用支撑架辅助活动。有瘫痪时按瘫痪给予护理。

2. 药物治疗

目前尚无特效疗法，常用药物有以下几种。

（1）加兰他敏：2.5~5.0 mg，每日 1~2 次，肌内注射，1 个月为 1 个疗程。主要不良反应为流涎、恶心、心动过缓。

（2）胰岛素—葡萄糖：胰岛素皮下注射，第 1 周每日 4 U，第 2 周每日 8 U，第 3~4 周每日 12 U，第 5 周每日 16 U。注射 15 分钟后口服葡萄糖 50~100 g，或于饭前 15 分钟注射，可免服葡萄糖。隔一段时间可重复。

（3）肌生注射液：每支含赤芝孢子粉 400 mg，每次 1 支，每日 1 次，肌内注射，1~3 个月为 1 个疗程。

（4）三磷腺苷（ATP）：每日 20~40 mg，肌内注射，常能暂时缓解症状，但停药以后症状发展更加迅速。

（5）别嘌醇：为尿酸代谢竞争性药物。近年来认为别嘌醇可延缓营养不良的发展，但治疗效果不肯定。常用剂量为 50~100 mg，每日 3 次。主要不良反应有胃纳减退，偶有白细胞减少。

（6）维生素 E：20~100 mg，每日 3 次。

（7）普尼拉明：为钙拮抗剂。近年来用于假肥大型肌营养不良。多数病例证明可以缓解肌无力症状，常用剂量为 15~30 mg，每日 3 次。

（8）地塞米松：适用于肌活检提示炎性改变的肢带型肌营养不良。常用剂量为每片 0.75 mg，10 片隔日顿服，1~3 个月为 1 个疗程。

（9）其他：三磷酸尿苷、辅酶 Q_{10}、生长激素、硫酸锌溶液等均可试用。

3. 手术治疗

对已经挛缩和畸形者可予矫形手术。